U0295601

南丁格尔志愿者健康指南丛书

交警职业
健康指南

杨青敏 主编

上海交通大学出版社
SHANGHAI JIAO TONG UNIVERSITY PRESS

内容提要

  交警除了日常工作压力带给他们的职业健康问题以外,常年户外工作经受气候、温度、湿度、雾霾、灰尘等侵袭,使交警成为呼吸系统、消化系统、心血管系统等疾病的高发人群。本书参考了各系统疾病的临床指南,结合其发病特点与四季的相关性,将疾病按照一年四季的顺序逐一阐述。作为交警健康管理科普读物,希望能够帮助交警行业迅速提高对疾病的了解,成为交警健康生活的科普指南。

图书在版编目(CIP)数据

交警职业健康指南/杨青敏主编. —上海:上海交通大学出版社,2017
ISBN 978 - 7 - 313 - 18004 - 9

Ⅰ.①交… Ⅱ.①杨… Ⅲ.①警察-保健-指南 Ⅳ.①R161-62

中国版本图书馆 CIP 数据核字(2017)第 205529 号

交警职业健康指南

主 编:杨青敏			
出版发行:上海交通大学出版社		地 址:上海市番禺路 951 号	
邮政编码:200030		电 话:021 - 64071208	
出 版 人:谈 毅			
印 制:常熟市文化印刷有限公司		经 销:全国新华书店	
开 本:787mm×1092mm 1/32		印 张:5.125	
字 数:111 千字			
版 次:2017 年 10 月第 1 版		印 次:2017 年 10 月第 1 次印刷	
书 号:ISBN 978 - 7 - 313 - 18004 - 9/R			
定 价:38.00 元			

编委会

主　编　杨青敏

副主编　张　蕾　曹健敏　万光明

主　审　韩晓洁　胡惠芳

编　委　（按姓氏笔画排列）

　　　　王　婷　李孙美　乔建歌　李煜珍

　　　　陈爱珍　严翠丽　周　凯　岳　莺

　　　　杨　鹤　胡春花　顾丽萍　曹明节

插　图　叶梦茹

自 序

　　健康是促进人类全面发展的必然要求,是经济社会发展的基础条件。实现国民健康长寿,是国家富强、民族振兴的重要标志,也是全国各族人民的共同愿望。改革开放以来,中华大地发生了翻天覆地的变化,幢幢高楼拔地而起,中国经济迅速蓬勃,中华民族以崭新的姿态重新屹立于世界民族之林。2010 年,中国跃升为世界第二大经济体,美国《华尔街日报》用"一个时代的结束"来形容这一历史性时刻。改革开放为中国建立全面物质生产体系、让中国全面融入世界经济体系、人民生活水平显著改善、教育发展取得长足进步、国民预期寿命明显提高、人民生活更加丰富多彩、人民的精神面貌发生了深刻变化,民族凝聚力极大增强。改革开放和现代化建设取得的成就举世瞩目,赢得了世界的普遍赞誉。随着我国经济水平的提高,人民的生活水平有了极大的提高。中国人开始希望于美丽、舒适、健康的生活环境。2011 年中央提出建设美丽中国、美丽城市、美丽乡村的概念。现在,当我们穿梭在整洁的城市、秀丽的乡村时,是否想到,是谁为这些付出了最多的汗水? 光荣的劳动者们,我们最爱的人。

　　社会的进步是劳动者不断实践创造的。劳动者在不同的平凡工作岗位上辛勤的工作,社会的完善是他们不断付出的成果。我们南丁格尔科普志愿者们关爱劳动者的健康,用我们的专业知识和技能编撰一系列劳动者,健康科普丛书,献给最可爱的劳动者们。

与此同时,本书的编撰得益于各位临床护理专家及复旦大学附属上海市第五人民医院护理专业硕士研究生团队的辛勤耕耘及默默奉献,也感谢她们对劳动者健康的关注、感谢她们对健康科普工作的热情。更感谢她们用志愿者的行动参与科普健康管理,为"健康中国2030"做出自己的贡献。

杨青敏

序

　　交通警察,迎着初升的太阳上岗,与太阳同行,用坚强的身躯、有力的双手维护良好的交通秩序,保障道路安全、有序、畅通。特殊的工作环境和工作性质,让他们更需要得到专业的疾病预防护理指导。复旦大学附属上海市第五人民医院科普教育基地的临床护理专家、护理专业骨干和志愿者们,用她们的专业和智慧对交警四季常见病病因、症状、预防和治疗进行描述,通俗易懂、生动形象,具有较强的科学性、实用性、可读性和普及性。

　　这本书是由富有专业、热心、爱心的护理工作者及志愿者们编写的科普读物,普及交通警察常见病知识,提高我国交警同志的健康意识与健康认知,为每一位交警的健康和幸福提供帮助。希望能以此书的出版为契机,使之普及,使工作在一线的交通管理者拥有健康。

复旦大学附属上海市第五人民医院院长

前　言

　　随着改革开放三十余年的发展,我国的交通状况发生了翻天覆地的变化,无论从基础设施建设还是从运输量来考量,中国都已经成为汽车大国。全国各地机动车辆成倍增加,各级城市交通均处于超负荷状态,道路交通安全形势日趋严峻。作为城市交通的管理者,交警为了营造安全、有序、畅通的道路交通安全环境做出了不懈努力和突出贡献,烈日下,寒风里,迎朝阳,送晨曦。维护交通保平安,微笑中饱含温馨,眼神里充满暖意。因为有他的身影,城市多了一道亮丽的风景,因为有他的品格,生活多了一份平安,他们年复一年、日复一日地坚守在城市的各个角落,他们就好像是大地上矗立着的守护者,默默承受着四季变换、炎热、寒冷、干燥、潮湿、大气污染、噪声等种种侵袭。据有关资料统计,整个交警队伍的职业健康状况不容乐观,基层一线交警中 60%～70% 处于亚健康状态,40%～50% 的交警有不同程度的风湿、类风湿、消化性溃疡、鼻炎、关节炎、冠心病、下肢静脉曲张、生理性疲劳等疾病。由于职业压力的缘故,不少交警存在不同程度的心理问题与生理问题。因此,关爱交警的健康,增强交警职业健康防护是健康教育的重要课题。鉴于交警职业需要一年四季常年户外工作的特征,本书将交警职业相关的疾病,以一年四季为主线,对不同季节交警容易出现的常见病、多发病,以通俗易懂的语言,生动形像的图片,对病因、症状、预防和治疗进行描述。

　　本书通俗易懂,融合知识性、科学性、实用性与科普性于一体,让交警同志在短时间内学习了解职业与疾病的预防保健知识;学习四季疾病预防的科普知识,在保护交通安全的岗位上有一个更加健康强壮的体魄。

此书的编著凝聚着复旦大学附属上海市第五人民医院南丁格尔科普志愿者们的专业和真情,每位志愿者作者都在繁忙的临床工作之余利用自己的休息时间来写作,感谢担任此书编著工作的每一位作者;此书的出版得到了医院院办、党办、科教及各领导的大力支持,感谢为此书出版付出努力的每一位成员!

最后,感谢一直站在交通安全一线的交警同志,希望这本书能够给你们送去冬日的温暖,夏日的凉爽,送去健康。

编者

目录

春篇

春天从这美丽的花园里走来
就像那爱的精灵无所不在
每一种花草都在大地黝黑的胸膛上
从冬眠的美梦里苏醒
————雪莱

流行性感冒

一、疾病简介

流行性感冒(以下简称"流感")是由流感病毒引起的急性呼吸道传染病,流感的传染性强,在短时间内使很多人患病,发病率为各种传染性疾病之首。常在春季流行。

二、与职业相关的病因

(1) 流感通过空气和飞沫传播,由于工作原因,在流感高发期暴露于污染环境中。

(2) 户外工作容易受凉、淋雨、过度疲劳导致免疫力下降。

三、常见症状

(1) 潜伏期多为 1～3 天,全身症状较重但呼吸道症状并不严重。

(2) 全身乏力,头痛,肌肉酸痛(中毒症状重)。

(3) 轻度上呼吸道症状,如咽部干痛、鼻塞、流涕、打喷嚏、咳嗽为干咳,少数患者有胃肠道症状。

(4) 突发性高热是首发症状,在 1～2 天达高峰,体温可高达 39～40℃,发热 3～4 日后退热,1 周左右症状随之消失,上呼吸道症状及乏力可持续 2 周左右,体力恢复亦较为缓慢。

与普通感冒鉴别如下表所示。

分类/症状	流感	普通感冒
发热	高热3～4天	较少
头痛	头痛欲裂	较少
全身酸痛	严重	轻微
虚弱倦怠	持续2周	轻微
精疲力竭	前几天会有	不一定会有
鼻塞	会有	多半会
打喷嚏	会有	多半会
喉咙痛	会有	多半会
胸闷/咳嗽	会变严重	轻微/干咳

四、预防与治疗

1. 预防

季节性流感在人与人之间传播能力很强，与有限的有效治疗相比积极防控更为重要。

（1）保持良好的个人卫生习惯：

① 勤洗手，用肥皂水和流动水洗手，避免脏手接触口、眼、鼻，特别是从人群密集的地方外出回家后；

② 咳嗽打喷嚏时要使用纸巾掩住口鼻，不要对着他人；

③ 流感高发期，户外工作尽量佩戴口罩。

（2）保持环境卫生，经常开窗通风，适量运动做到劳逸结合，避免过度疲劳。

（3）疫苗接种：流行季节可对重点人群使用，尤其适用于老年人、儿童、慢性心肺疾患和免疫功能低下患者。

（4）增加体育锻炼，增强体质：散步、慢跑、做操等。

（5）注意环境的变化，合理安排活动的时间，合理安排活动量。

2. 治疗

（1）及时就医：流感流行期间如出现流感样症状应及时前往医疗机构呼吸科就诊，并减少与他人接触，尽量居家休息，必要时住院治疗。

（2）饮食宜清淡，注意多饮水。

（3）戒烟限酒。

单纯性流感的
家庭护理：

（1）安置于单人房间。

（2）房间通风良好，定时用食醋熏蒸消毒空气。

（3）照护者应戴口罩，对患者呼吸道分泌物、污物应进行消毒。

（4）有高热的患者可以使用物理降温或遵医嘱使用降温药。

（5）给予丰富营养、易消化的清淡饮食；多饮水。

（6）如有病情加重应及时就医。

鼻（咽）炎

一、疾病简介

鼻咽部黏膜、黏膜下和淋巴组织的炎症即为鼻咽炎，分为急性鼻咽炎和慢性鼻咽炎。鼻咽炎患者鼻咽部干燥不适,有黏稠分泌物不易咳出,故咳嗽频繁,常伴有恶心,严重者有声嘶、咽痛、头痛、头晕、乏力、消化不良、低热等局部或全身症状。

二、与职业相关的病因

（1）户外工作。如高温、粉尘、烟雾、刺激性气体等均可引起本病。

（2）公共场所。以柯萨奇病毒、腺病毒、副流感病毒多见,鼻病毒及流感病毒次之,通过飞沫和密切接触而传染。

三、常见症状

（1）鼻咽部干燥不适,有黏稠样分泌物不易咳出,故患者咳嗽频繁,常伴有恶心。

（2）常感到鼻塞、打喷嚏、流清（脓）鼻涕、鼻咽部发痒、干咳痛有异物感、呼吸困难、头昏头痛、乏力、嗅觉减退、记忆力下降等临床症状。

（3）严重者有声嘶、咽痛、头痛、头晕、乏力、消化不良、低热等全身或局部症状。

四、预防与治疗

1. 预防

（1）预防鼻咽炎,要注意保暖,尤其是鼻炎患者,春季乍暖还寒，更要注意保暖。

（2）增强人体免疫力。可通过游泳、跑步
等规则性运动增强体质。

（3）多吃新鲜蔬菜、水果。但要注意不可吃冷食，尤其是在夏季禁忌喝冰镇饮料等冰凉食物。多吃富含蛋白质的食物，如牛奶、鲜鱼、大豆等。

（4）避开吸烟、饮酒、熬夜等不良嗜好和习惯，注意个人卫生，做好周围环境的清洁工作。

（5）鼻咽炎患者，可伴有鼻咽部干燥、刺痛、发热等症状。平时要注意多饮水、充分休息、保证周围空气清新、避开辛辣刺激性食物等。

（6）如发现高热、咳嗽、胸闷、恶心等症状，要及时到医院接受诊治，以免错过治疗的最佳时期。

2. 治疗

（1）无全身症状或症状较轻者，可局部含漱复方硼砂溶液，酌情选用各种含片及中成药。

（2）全身症状较重伴有高热者要及时到耳鼻喉科就诊，根据医嘱用药。应卧床休息，多喝水及进食流食。

自我护理：

（1）保持室内合适的温度和湿度，空气清新。

（2）保证充足的睡眠，不要熬夜，做到起居有常。

（3）功能锻炼：转颈运动、叩齿、鼓腮、微笑和张口等锻炼。

（4）饮食应清淡、易消化而富有营养，少食多餐，多吃新鲜水果和蔬菜。

（5）用温水冲洗鼻腔，秋冬每日1~2次，每次60 ml，待症状减轻后可改为每日一次。

（6）若有黄涕疑有感染时，可鼻腔冲洗干净后用红霉素眼膏或金霉素眼膏用无菌棉签涂擦于鼻腔内。

（7）如夜间鼻腔内干燥，可在医生指导下用鼻腔内专用的润滑剂涂擦。还可以在房间内放一盆水或湿毛巾湿化空气。

支气管哮喘

一、疾病简介

支气管哮喘是由于过敏或非过敏因素引起的一种支气管反应性过度增高的疾病，以支气管发生可逆性的阻塞为特点。临床症状表现为反复发作的呼气性呼吸困难伴有哮鸣音、胸闷、咳嗽等。

二、与职业相关的病因

（1）户外工作长期暴露于粉尘、尾气、雾霾等污染环境中。

（2）工作压力大，机体抵抗力下降，导致气道慢性炎症、气道高反应性、气道神经调节失常、遗传机制、呼吸道病毒感染、神经信号转导机制和气道重构及其相互作用等。

三、常见症状与体征

气急、喘息、咳嗽、咳痰和胸闷等症状。

四、预防与治疗

（1）急性发作时为患者取舒适的坐位或半坐位，衣着宽松。

（2）急性发作时勿进食，缓解期给予营养丰富、高维生素的清淡流质或半流质饮食，多吃水果和蔬菜，多饮水，勿食易过敏的食物。

（3）保持病室洁净、温度、相对湿度适宜，通风良好。

（4）关心、体贴患者，缓解患者的紧张情绪。

（5）氧疗：给予鼻导管吸氧 1～3 L/min，呼吸困难者可予面罩供氧 6～8 L/min。

（6）止咳排痰：

① 协助患者排痰，指导有效咳嗽；指导痰液黏稠者多饮水，若患者心、肾功能正常，每天应饮水 2 500～3 000 ml。

② 遵医嘱使用止咳化痰药物，雾化吸入，注意观察用药效果。

（7）掌握解痉平喘药物、糖皮质激素类药物的正确使用方法，同时注意观察药物的疗效及不良反应。

（8）健康指导：

① 衣着宽松、舒适；

② 饮食以营养丰富、清淡为主，避免进食诱发哮喘的食物，如鱼、虾、蛋等；

③ 避免接触刺激性气体、烟雾、灰尘和油烟等，居室内不放花、草、地毯、毛织品等；戒烟及避免被动吸烟；

④ 鼓励患者加强体育锻炼,增强体质,注意保暖,冬天外出戴口罩,避免受凉以预防上呼吸道感染;

⑤ 保持心情舒畅,避免精神紧张和剧烈运动;

⑥ 指导患者正确用药,了解各种吸入剂的使用方法、目的及重要性,告知各种药物的使用注意事项及激素的不良反应等;

⑦ 告知患者识别哮喘发作的先兆症状,如出现胸部发紧、呼吸不畅、喉部发痒、打喷嚏、咳嗽等症状时应及时就诊,并采取预防措施;

⑧ 避免接触过敏源。可注射气管炎菌苗或脱敏抗原,增强机体非特异性免疫功能。

尘 肺

一、疾病简介

香港称肺尘埃沉着病,中国大陆和台湾俗称矽病。由于长期处于充满尘埃的场所,吸入大量灰尘,导致末梢支气管下的肺泡积存灰尘,一段时间后肺内发生变化,形成纤维化灶。最终导致以肺组织弥漫性纤维化为主的全身性疾病。

二、与职业相关的病因

(1) 户外工作时间长,长期暴露于粉尘、尾气、雾霾等污染环境中。

(2) 工作压力大,机体抵抗力下降。

三、常见症状

（1）早期：没有自觉症状或症状很轻微。

（2）咳嗽、咯痰：早期咳嗽不明显，多与季节气候变化有关；咳痰量不多，多为灰色稀薄痰，少数患者可有血痰。

（3）胸痛：一般为隐痛，也可胀痛、针刺样胸痛，多位于前胸中上部的一侧或两侧。

四、预防与治疗

1. 预防

（1）关注每日的"空气污染指数（API）"，合理安排作息及个人防护。

空气污染 指数（API）	空气质量 状况	对健康的影响	防护措施
0～50	优	可正常活动	
51～100	良		
101～150	轻微污染	健康人群出现呼吸道刺激症状	减少外出活动 佩戴防护口罩
151～200	轻度污染	过敏体质者，过敏症状轻度加剧	
201～250	中度污染	健康人群普遍出现症状	避免室外剧烈运动 佩戴防护口罩 及时就医
251～300	中度重污染	心肺疾病患者症状显著加剧	
＞300	重污染	健康人群运动耐力降低，有明显强烈症状	加强防护 出现症状及时就医

（2）需要在污染环境下工作的，必须做好个人防护。戴防尘口罩，选择具备 GB2626—2006 标准的颗粒物防护口罩。

(3) 定期进行健康体格检查,定期拍摄胸部 X 线片。

(4) 定期进行环境空气中粉尘浓度的监测。

(5) 预防感冒,增强人体抵抗力。

(6) 坚持体育锻炼,参加体育活动、有氧运动,以增强肺部功能。

2. 治疗

(1) 及时就医：有明显咳嗽胸痛时应及时前往医疗机构呼吸科就诊;在矿区等高危地点工作的可就诊于职业病科。

(2) 加强营养,增加机体抗感染能力。

(3) 戒烟限酒。

尘肺病的并发症：

(1) 呼吸系统感染：主要是肺内感染,是最常见的并发症。

(2) 自发性气胸。

(3) 肺结核。

(4) 肺癌及胸膜间皮瘤。

(5) 慢性肺源性心脏病。

(6) 呼吸衰竭。

肺 癌

一、疾病简介

肺癌是发生于支气管黏膜上皮的恶性肿瘤,是当前世界各地最常见的肺原发性恶性肿瘤,其发病率占肿瘤之首,近50年来肺癌的发病率和病死率迅速上升,男性患者癌症病死率中肺癌已居首位。

二、与职业相关的病因

(1)吸烟。

(2)大气污染:由于工作需要长期暴露于粉尘、尾气、雾霾等污染环境中,特别是PM2.5增加了肺癌的发病风险。

(3)长期户外工作接触不良气体及沥青、石棉、煤焦油等放射性物质的概率增加。

(4)工作压力大导致代谢、内分泌功能失调,免疫功能降低。

三、常见症状

早期没有自觉症状,容易忽略。

(1)咳嗽为最常见的早期症状,通常为刺激性干咳。

(2)低热(37.3~38℃),用药后可暂时好转,但很快复发。

(3)胸部胀痛,主要表现为闷痛、隐痛,部位不固定,胀痛持续发生说明病变累及胸膜可能。

(4)痰中带血:有少量痰血,呈间歇或断续出现。

(5)胸部侵犯症状:声音嘶哑、吞咽困难等。

四、预防与治疗

1. 预防

(1)禁止和控制吸烟。

（2）雾霾天气的个人防护：

① 戴口罩；

② 不戴隐形眼镜；

③ 带包湿巾；

④ 多喝水；

⑤ 尽量用鼻呼吸；

⑥ 回家洗脸漱口清洁鼻腔。

（3）定期进行健康体格检查，定期行胸部 X 线检查或肺部 CT 扫描检查，肺癌早期筛查是降低肺癌病死率，提高生存率的唯一途径。

（4）关注每日"空气污染指数（API）"，合理安排户外工作时间。

（5）健康的生活习惯：合理膳食，多吃富含叶红素、维生素 E 的水果蔬菜、粗制的谷类。

① 各种油料种子及植物油：如玉米、芝麻、花生油、棉籽油、豆油等；

② 肉、蛋、奶和鱼肝油中也含有维生素 E；

③ 猕猴桃、坚果（杏仁、榛子和胡桃）、菠菜和羽衣甘蓝、甘薯、山药、莴苣、卷心菜等蔬菜。

（6）不吃辛辣刺激的食物，少吃烟熏食品、不吃霉变食品。

（7）保持良好的情绪，积极乐观。

（8）经常参加体育锻炼，提高机体免疫力。

2. 治疗

（1）及时就医：在出现刺激性干咳、痰中带血等症状时应及时前往医疗机构的呼吸科就诊。

（2）戒烟。

一级预防：

（1）禁止和控制吸烟。

（2）保护环境。

（3）职业因素的预防。

（4）科学饮食。

二级预防：

肺癌的筛查和早期诊断，早诊早治。

对于45岁以上的吸烟高危人群，以及患有慢性支气管炎、肺气肿和陈旧性肺结核等患者定期肺部检查。

三级预防：

肺癌患者手术或放射治疗后为康复预防。

生理性疲劳

一、疾病简介

生理性疲劳是人们在日常活动中产生的一种不适的主观感觉，只要经过一定时间休息，疲劳可以完全消除。任何生理性疲劳的

产生都有明确原因，如体力疲劳是在繁重或长时间的体力活动时出现等，生理性疲劳一般经过休息都会消除；当人体在持续长

时间、大强度的体力活动时,肌肉(骨骼肌)群持久或过度收缩,会产生疲劳毒素,如在肌肉内堆积过多,就妨碍肌肉细胞的活动能力。疲劳毒素进入血液并在全身运行,疲劳就产生了。

二、与职业相关的病因

（1）繁重或长时间的户外体力活动。

（2）持续较久或强度过大的脑力劳动过程中产生。

（3）精神压力过大或有心理障碍时出现。

三、早期症状

（1）主要症状：疲乏无力。

（2）头昏脑胀,记忆力下降,思维变得迟钝,无精打采,哈欠连续不断。

（3）对劳动或学习失去兴趣,严重者会感到厌烦,烦躁,易怒。

（4）腰酸背痛,嗜睡,食欲缺乏等。

四、预防与治疗

1. 预防

许多人觉得累了是休息的信号,其实是身体相当疲劳的"自我感觉",感觉到累时才

休息为时已晚。过度疲劳容易积劳成疾,降低人体免疫力,使疾病乘虚而入。俗话说"一年之计在于春",因此,我们一定要做好春季的养生保健,为一年的健康打下基础。

（1）早睡早起养成良好的生活习惯。

（2）健康的饮食习惯，平时多吃水果、蔬菜等提高自我免疫力。

（3）保持良好的心态、稳定的情绪。

（4）春季养肝：

① 肝有调畅情志、梳理气机的作用，可适当吃些温补阳气的食物，如葱、姜、蒜、韭菜、芥末等；

② 适当进补，平补肝肾健脾胃。宜食性甘发散、清淡之物。如小麦、红枣、橘子、花生、瘦肉、蛋、牛奶等；

③ 减少食用酸性食物如山楂、李子等。

（5）可适当听音乐，舒缓心情。

2. 治疗

（1）找出产生疲劳的原因。

（2）适当休息，提高睡眠质量。

（3）少量活动：跑步、游泳、跳舞等。

（4）中医门诊服用中药方，调理身体。

避免引起疲劳的因素：

注意力高度集中、睡眠不充足、运动过度、相关的疾病等。

缓解小方法

（1）按压后颈，释放疲惫。

（2）薄荷涂抹，醒脑消暑。

（3）嗅闻精油，神清气爽。

（4）温水泡脚，恢复精神。

（5）睡前运动，消除疲劳。

（6）冷水洗脸，提神醒脑。

（7）深呼吸，缓解压力。

消化性溃疡

一、疾病简介

消化性溃疡主要是由于胃液对接触部位黏膜的消化作用，形成慢性溃疡。绝大多数的溃疡发生于十二指肠和胃，又称为胃、十二指肠溃疡。其临床特点为慢性过程，周期性发作，中上腹规律性疼痛。发现消化性溃疡需及时治疗，长期反复发病可引起出血、穿孔和幽门梗阻。在临床上十二指肠溃疡较胃溃疡多见，十二指肠溃疡可见于任何年龄，多发于青壮年。

二、与职业相关的病因

（1）不良的饮食习惯。长期饮食不规律，暴饮暴食，进食辛辣食物、浓茶、咖啡等。

（2）工作压力大。持久和过度的精神紧张，使消化道屏障作用减弱。

（3）吸烟。

（4）幽门螺杆菌感染：户外工作，饮食安全得不到保障。

（5）服用诱发或加重溃疡的有关药物，如水杨酸盐及非类固醇消炎药、肾上腺皮质激素、利血平等。

（6）与家族遗传有关。

三、常见症状

1. 节律性疼痛

（1）十二指肠溃疡的疼痛好在两餐之间发生,持续不减直到下餐进食或服用制酸药物后缓解。有些十二指肠溃疡患者,由于夜间的胃酸较高,尤其是在睡前进餐者,可发生半夜疼痛。

（2）胃溃疡疼痛的发生较不规则,常在用餐后1小时内发生,经过1～2小时后疼痛逐渐缓解,直到下餐进食后再次出现疼痛。

2. 胃肠道症状

唾液分泌增多、胃灼热、反胃、嗳酸、嗳气、恶心、呕吐等。

3. 全身症状

失眠、脉搏缓慢、多汗、体重减轻等。

四、预防与治疗

1. 预防

（1）注意休息及减压,避免紧张情绪。

（2）养成良好的饮食习惯:

① 有规律地定时进食,细嚼慢咽,避免进食过快过饱;

② 饮食宜注意营养,餐间避免零食,睡前不宜进食;

③ 戒烟酒,避免进食咖啡、浓茶、浓肉汤和辣椒、酸醋等刺激性调味品或辛辣的饮料。

（3）合理进行体育锻炼,可按自身情况选择锻炼项目,如打太极拳、慢跑、竞走、体操、球类运动等。

（4）停用诱发或加重溃疡的有关药物，如果必须用上述药物，应当尽量采用肠溶剂型或小剂量间断应用。同时进行充分的抗酸治疗和加强黏膜保护剂。

2. 治疗

消除病因，控制症状，促进愈合，预防复发。

（1）消除病因，控制症状：

① 出现症状，可前往消化科门诊查找病因，对症治疗；

② 当病情严重，出现并发症者，应立即送至急诊治疗，必要时行手术治疗。

（2）促进愈合，预防复发：

① 生活要有规律，工作宜劳逸结合，避免过度劳累和精神紧张；

② 强调进餐要定时，避免辛辣、浓茶等刺激性食物和饮料。急性活动期，宜少吃多餐，每天可进餐 4～5 次，症状得到控制后，恢复到一日 3 餐；

③ 遵医嘱按时服用抑制胃酸和保护黏膜的药物，如碳酸氢钠、西咪替丁、法莫替丁、奥美拉唑、硫糖铝等。

胃 癌

一、疾病简介

胃癌是起源于胃壁内表层黏膜的上皮细胞的恶性肿瘤。是我国最常见的恶性肿瘤之一，在我国发病率和病死率均居各类肿瘤的首位。胃癌可发生于胃的任何部位和任何年龄，但以 40～60 岁多见，男性多于女性，约为 2：1。

二、与职业相关的病因

（1）先天性遗传因素。

（2）长期食用熏烤、盐腌食品，吸烟、饮酒。

（3）长期户外工作，饮食习惯不规律，暴饮暴食。

（4）吸入大量粉尘，空气污染，环境影响。

（5）工作压力过大，情绪抑郁，忧愁、生闷气等。

（6）长期暴露于户外工作，接触尘雾、除草剂等化学物品使患病概率增加。

（7）幽门螺杆菌感染。

（8）癌前病变：胃息肉、慢性萎缩性胃炎、胃部分切除后、恶性贫血及肥胖。

三、常见症状

（1）上消化道症状，早期无特异性。

（2）恶心、呕吐。

（3）上腹疼痛不适，进食后出现饱胀，随着病情进展疼痛加重。

（4）食欲缺乏、乏力、体重减轻。

（5）特殊表现：中晚期常见胸骨后疼痛

腹胀

和进行性吞咽困难,呕血、黑便、贫血、消瘦及营养不良等。

四、预防与治疗

1. 预防

(1) 养成良好的饮食习惯:

① 不吃霉变的食物;

② 尽量多吃富含维生素及β胡萝卜素的新鲜蔬菜和水果:菠菜、胡萝卜、韭菜、油菜、荠菜、马兰头、西兰花、空心菜、甘薯、芒果、哈密瓜、杏及甜瓜,等等;

③ 进食定时定量、不暴饮暴食、进食不宜过快或过烫,清淡饮食;

④ 健康的饮食结构:注意不食霉变食物及被农药污染的食品,不饮污染水源,避免或减少摄入腌制食品,如咸鱼、咸肉、火腿、酸咸菜及含盐量过高食品,因其内含大量亚硝酸盐,极易促进胃癌发生;要控制食用烟熏制成的鸡鸭鱼肉及油炸、火烤的食品,避免致癌物质摄入体内;

⑤ 不吸烟、少饮酒。

(2) 保持乐观心态,找到合适释放压力的途径: 健身、旅游、购物、唱歌等,注意自身的调节。

(3) 定期行身体检查,积极普查及早治疗。

(4) 积极治疗癌前病变,如萎缩性胃炎、胃溃疡、胃多发性腺瘤性息肉、恶性贫血。

(5) 如有以下情况也应及时就诊:

① 原因不明且比较顽固的消化不良等症状。主要表现为

食欲缺乏、食后腹部饱胀及不适感、泛酸、嗳气，同时伴有体重下降或贫血；

② 过去没有胃痛的人，近期内出现反复胃痛；

③ 以前虽然有胃痛，但近来疼痛强度、性质、发作规律改变，原来治疗有效的药物变得欠佳或无效。

2. 治疗

（1）及时就医：出现相关不适症状及时前往医疗机构的消化科就诊。

（2）手术治疗为主。

（3）其他治疗方法：放射治疗和化学治疗及中医中药治疗。

（4）定期复查。

幽门螺杆菌感
染者注意事项：

世界卫生组织已将幽门螺杆菌列为1类致癌原。

（1）幽门螺杆菌感染有家庭聚集性。

（2）家庭中的其他人员最好也要同时治疗，并实施分餐制，以免再度感染。

（3）呕吐物、粪便应及时清理，手和器具应消毒。

（4）含亚硝胺的腌制食品等也具有致癌作用，加上幽门螺杆菌的作用，就会增加癌变的概率。

（5）不吃不洁食物，养成良好的卫生习惯，饭前便后洗手。

慢性腹泻

一、疾病简介

慢性腹泻指的是肠功能紊乱引起的腹泻,症状表现有腹痛胀气,排气排便后疼痛或消失,稀便与硬便交替出现。慢性腹泻病程长,反复发作,可达数月、数年不愈。中医学称腹泻为"泄泻",多由脾胃受损、运化失常而引起。

二、与职业相关的病因

(1) 由于工作时间长未能按时进餐引发胃部疾病、自身胆道胰腺疾病、肠道疾病,如萎缩性胃炎、胃癌、肝炎、肝硬化和肝癌等。

(2) 食用不洁食物引发食物中毒,肠道菌群失调引起。

(3) 内分泌失常性腹泻,如甲亢、糖尿病、肾上腺皮质功能减退引起的腹泻。

三、常见症状

(1) 排便次数增多、排粪量增加、粪质稀薄:

① 排便次数:增加≥3次/日;

② 性状:稀薄或带有黏液脓血或未消化食物;

③ 量:总量增加>200克/日;

④ 时间：超过 3～6 周或反复发作。

（2）腹痛，多位于脐周，并于餐后或便前加剧。

（3）可伴有发热、消瘦、多饮多尿多汗，关节炎，皮肤干燥等。

四、预防与治疗

1. 预防

（1）养成良好卫生习惯，不食不洁食物。

（2）饮食应有节制，过于油腻饮食往往使腹泻加重，忌生冷瓜果。

（3）注意保暖，保护腰腹避免受寒。

（4）慢性腹泻避免进食以下食物：

① 避免可致过敏的食物：海产品及水产品、牛奶、菠萝和芒果等；

② 禁忌食物：如粗粮、生冷瓜果、冷拌菜等，含粗纤维多的韭菜、芹菜、榨菜等；

③ 坚硬不易消化的肉类：如火腿、香肠、腌肉等；

④ 刺激性食物：如辣椒、烈酒、芥末、辣椒粉及肥肉、油酥点心等高脂肪食物。

2. 治疗

（1）对于急性腹泻，应彻底治疗，以防转为慢性。

（2）迁延不愈的慢性腹泻建议尝试中医中药治疗。

腹泻的危害：

(1) 可使水电解质失调和酸碱平衡紊乱。

(2) 引起营养不良、能量供给不足：使人感到头昏眼花、口干舌燥、四肢疲乏、心慌气短等症状。

(3) 维生素缺乏：皮肤头发干燥，缺乏光泽，不明原因的舌炎、口角炎等。

(4) 贫血：头晕耳鸣、注意力不集中、动辄气促等症状。

(5) 降低身体的抵抗力。

亚急性甲状腺炎

一、疾病简介

亚急性甲状腺炎又称为肉芽肿性甲状腺炎，是一种与病毒感染有关的自限性甲状腺炎，一般不遗留甲状腺功能减退症。多见于40～50岁女性。本病可因季节或病毒流行而有人群发病的特点。

二、与职业相关的病因

(1) 户外环境多变，易发生上呼吸道感染。

（2）工作压力大，免疫力下降。

（3）户外人群密集，在流感等高发季节易感染流感病毒、柯萨奇病毒等。

三、常见症状

（1）前驱症状：病毒感染的全身症状，发热、疲乏无力、食欲缺乏、肌肉酸痛。

（2）起病初期：轻度的甲亢症状，心慌、怕热、多汗、震颤及神经紧张等。

（3）最有特征的是甲状腺部位疼痛，可以为剧痛或隐痛，常向下颌、颈部、耳部或枕部放射，咀嚼或吞咽时疼痛加重。

（4）甲状腺轻度肿大，常出现结节。

四、预防与治疗

1. 预防

（1）注意休息及减压，避免紧张情绪。

（2）坚持体育活动，增强身体抵抗力。

（3）在流感等疾病易发季节，应注意保暖，戴口罩，做好自我防护。

（4）多吃水果蔬菜，补充维生素，提高身体免疫力：

① 增加免疫力的蔬菜：深绿色和橙黄色的蔬菜如西兰花、菠菜、芥蓝、紫皮洋葱、胡萝卜等；

② 增加免疫力的水果：深色水果如香蕉、橘子、猕猴桃、草莓、带籽和皮的葡萄汁、桑葚等；

③ 适量补充优质蛋白质：鸡蛋、牛奶、大豆；

④ 酸奶补充优质活的乳酸菌。

2. 治疗

(1) 前往门诊查找病因,对症治疗。

(2) 饮食调整:

① 若患者有甲状腺功能亢进症的表现时,宜吃得清淡,吃含维生素高的新鲜蔬菜、水果及营养丰富的瘦肉、鸡肉、鸭肉、甲鱼、淡水鱼等食物;

② 忌食碘、辣椒、羊肉、浓茶、咖啡等湿热或有刺激性的食物。

含碘饮食

海产品含碘高,如海带、海鱼、蛤干、蚶干、干贝、海参、淡菜、海蜇、龙虾等。其中以海带含碘量最高,其次为海贝类及鲜海鱼。陆地性食物中动物性食物含碘量高于植物性食物,奶蛋含碘量相对较高,其次是肉类,淡水鱼含碘量低于肉类,植物性食物含碘量低,特别是水果和蔬菜。

过敏性紫癜

一、疾病简介

过敏性紫癜又称急性血管性紫癜、紫癜、出血性毛细血管中毒症。是一种较为常见的微血管变态反应性出血性疾病。由于血管变应性炎症引起的皮肤及黏膜病变,表现为皮肤瘀点、瘀斑,关节疼痛,腹痛及血尿等肾脏损害。

Henoch-Schonlein紫癜

紫癜样皮疹主要集中在臀部、腿部和足。部分患者躯干部及双臂、双手也可累及。

腹痛, 恶心, 呕吐, 出血性腹泻

关节肿痛

足踝部肿胀

C.Lynm

二、与职业相关的病因

(1)长期加班,工作压力大,身体处于亚健康,抵抗力下降。

(2)长期户外工作,易接触过敏源。例如,昆虫咬伤、植物花粉、寒冷、外伤等。

(3)户外工作、车辆尾气等刺激性气味等,易导致细菌或病毒感染。例如,呼吸道感染、泌尿系感染、麻疹、水痘、腮腺炎和肝炎等。

(4)饮食卫生状况不佳而导致肠道寄生虫感染。

三、常见症状

（1）男性多见，发病前常有上呼吸道感染、低热、全身不适等前驱症状。

（2）皮肤黏膜出现散在瘀点，呈斑丘疹状，部分皮疹可融合，2～3周后，皮疹颜色由暗红色变为黄褐色而渐消退，但新皮疹成批发生。

（3）斑丘疹常对称分布、分批出现，大小不等，颜色深浅不一。多见于小腿伸侧，也可向上发展累及躯干和上肢。

（4）仅累及皮肤者，皮疹往往较轻，称为单纯型。

（5）关节表现：关节酸痛、肿胀、积液和发热等，可累及膝、踝、肘、腕和指关节等处。

（6）胃肠道表现：脐周和下腹部绞痛，并伴有恶心、呕吐、便血。

四、预防与治疗

1. 预防

（1）预防各种感染，如细菌、病毒、寄生虫等感染，积极防治上呼吸道感染。

（2）避免接触食物、药物、花刺、虫咬等致敏源。

（3）调节情志保持心情的轻松愉快。

（4）饮食调理：

① 饮食要清淡，主食以粳米、面食、玉米面为主；

② 多吃瓜果蔬菜；

③ 气虚者应补气养气止血。血瘀者可用活血化瘀之品；

④ 应多吃富含维生素 C 食物,患者多吃这些有助于康复。富含维生素 C 的有柚子,橙子,柑橘,苹果,柠檬,草莓,猕猴桃,西红柿及各种绿叶蔬菜等。

不良饮食习惯

(5) 不宜食用:

① 忌食辛辣,以防胃肠积热;

② 对曾产生过敏而发病的食物如鱼、虾、海味等绝对禁忌;

③ 忌食动物蛋白,如海鲜、牛羊肉、方便面等。

2. 治疗

(1) 需立即至门诊血液专科治疗。

(2) 阻断过敏源,如过敏性药物、食物、环境等。

霉菌

皮毛

过敏原

杂草

树

尘螨

花粉

过敏性紫癜患者极易受外界环境影响而加重,因此在日常生活中应注意以下几点:

(1) 卧床休息,以利于皮肤紫癜消退和减少其复发。

（2）饮食忌食辛、辣、刺激性食物，忌食海鲜、过敏原不明者不吃过去未吃过的食物。

（3）腹痛较重或大便潜血阳性者进食半流食、消化道有明显出血者应禁食。

（4）注意保暖，防止感冒。

（5）防止昆虫叮咬。

（6）皮疹有痒感，应保持皮肤清洁，修剪指甲，防止擦伤和抓伤。

（7）除去可能存在的致敏原。

过敏性紫癜的皮肤护理法

（1）每天记下皮肤瘀斑的颜色、分布，出疹及消疹时间，了解发病的规律。

（2）. 不要吃一些可能引起此病的食物如蚕豆、菠萝等。禁食辛辣及海鲜类食物。

（3）处于急性期时应卧床休息，少活动。

（4）干净的皮肤可减少感染的可能性，坚持每天用温水清洗皮肤，保持疹面皮肤干燥、清洁。

（5）穿较宽松、柔软的衣服，避免化纤类衣物，保持衣服整洁。

（6）注意个人卫生，勤剪指甲，不要抓挠皮肤，以免破溃引起感染。

（7）不要在病情恢复期剥离皮屑，以免耽误痊愈。

（8）如活动不便者，请他人帮助多翻身，做好清洁工作，以免背部斑疹因潮热而引发感染。

急进性肾小球肾炎

一、疾病简介

急进性肾小球肾炎,是一组病情发展急骤,由血尿、蛋白尿迅速发展为少尿或无尿直至急性肾衰竭的急性肾炎综合征。该病进展迅速,病情危重,预后恶劣,若未及时治疗,90%以上的患者于6个月内死亡或依赖透析生存。本病好发年龄为青年及中老年,发病前常有上呼吸道感染症状,部分患者有有机溶剂接触史、心肌梗死或肿瘤病史。本病好发于春、夏两季。

二、与职业相关的病因

(1)执勤时长期站立,过度劳累。

(2)长期户外工作,易接触过敏源。本病可继发于过敏性紫癜。

(3)工作环境易受细菌、病毒感染。原发性急进性肾炎约半数以上患者有上呼吸道前驱感染史。

(4)接触某些有机化学溶剂、碳氢化合物如汽油等,与本病有较密切的关系。

(5)吸烟、接触碳氢化合物等是本病的诱发因素。

三、常见症状

(1)发病前常有上呼吸道感染症状。多数病例发病隐袭,起病急骤。

(2) 少尿：24 h 尿量少于 400 ml 或者每小时尿量少于 17 ml。

(3) 无尿：24 h 尿量少于 100 ml 或者闭尿。

(4) 血尿：常为肉眼血尿且反复发作。

(5) 可伴有水肿和高血压。

(6) 患者全身症状严重，如疲乏无力、精神萎靡、体重下降，可伴发热、腹痛及皮疹。

(7) 可在数周或数月发展至肾衰竭终末期。它可有 3 种转归：

① 在数周内迅速发展为尿毒症，呈急性肾衰竭表现；

② 肾功能损害的进行速度较慢，在几个月或 1 年内发展为尿毒症；

③ 少数患者治疗后病情稳定，甚至痊愈或残留不同程度肾功能损害。

四、预防与治疗

1. 预防

(1) 调整日常生活与工作量，注意休息，避免劳累，劳逸结合。

(2) 有规律地进行活动和锻炼，增强体质，提高机体免疫力。

(3) 避免寒冷刺激，注意防寒保暖、戒烟、必要时做好个人防护措施，如勤洗手、戴口罩等以预防感染。

(4) 保持情绪稳定，避免情绪激动和紧张。

(5) 饮食以低蛋白为主，注意补充维生素。

(6) 保持大便通畅，避免用力大便。

（7）在医生指导下服用药物，避免应用损害肾脏的药物。

2. 治疗

（1）本病起病急，病程进展快、恶化迅速，病死率极高。原则为尽早至门诊肾内科充分治疗。

（2）恢复期可结合中医科治疗。

急性肾小球肾炎的饮食注意事项：

（1）限制水量。
（2）限制食盐。
（3）限制含嘌呤高的食物。
（4）忌用强烈调味品。
（5）忌含氮浸出物。
（6）限制蛋白质。

心肌炎

一、疾病简介

心肌炎是指由各种病因引起的心肌肌层的局限性或弥漫性的炎性病变。病程可以是急性（3 个月以内）、亚急性（3～6 个月）和慢性（半年以上）。病因可以是各种感染及自身免疫反应。在我国病毒性心肌炎较常见。

二、与职业相关的病因

（1）长期在户外、人群聚集区域工作，易发生病毒感染。病毒性感染可以通过呼吸道、消化道、皮肤黏膜、眼及泌尿生殖器等传播，以柯萨奇病毒B、埃可病毒及流行性感冒病毒 A 和 B 引起的心肌炎较常见。

（2）工作环境及个人卫生状况不佳，易受细菌感染，细菌感染中以白喉杆菌、伤寒杆菌、葡萄球菌、链球菌或肺炎球菌为多见。

（3）野外工作，易受到节肢动物叮咬，例如蚊虫等。

（4）饮食不规律、不卫生。

（5）户外工作易接触过敏源，如花粉、灰尘等，过敏或变态反应可导致心肌炎。

（6）工作繁忙，作息紊乱可导致内分泌和代谢紊乱。

（7）接触化学毒物或药物除通过变态反应外，还可由直接毒性作用引起中毒性心肌炎，如砷、酒精、钴、一氧化碳、汞、铅、蛇毒及蝎毒等都可引起心肌炎。

三、常见症状

（1）先有原发感染的表现，如病毒性者常有发热、咽痛、咳嗽、呕吐、腹泻及肌肉酸痛等。

（2）病毒感染 1～3 周后，出现心肌炎的症状：胸闷、心前区隐痛、心悸、乏力及气急。

（3）腹痛、恶心、呕吐、头痛、头晕、肌痛、关节痛及尿少。

四、预防与治疗

1. 预防

（1）加强身体锻炼，提高机体抗病能力，避免劳累以预防病毒、细菌感染。

（2）避免致病因素、充分治疗原发病，如感染白喉杆菌应早期给予定量抗血清治疗；咽炎、扁桃体炎等链球菌感染时应予以青霉素治疗；某些感染，如麻疹、脊髓灰质炎、白喉等可通过预防注射达到预防目的。

（3）注意个人卫生及饮食卫生，勤洗手，必要时做好个人防护，例如佩戴口罩等。

（4）调整作息，合理安排工作与休息时间，保证睡眠。

（5）戒烟：吸烟时烟草中的尼古丁可促进冠状动脉痉挛收缩，影响心肌供血。

（6）限酒：饮酒会造成血管功能失调。

（7）饮食应富有营养而易于消化，荤素搭配，多食营养丰富的鱼、肉、蛋、牛奶等，多吃水果，如柑橘、苹果、香蕉等。每日饮水量约1 000～1 500 ml，注意定时排便，以防便秘。

（8）食疗可食用菊花粥、人参粥等，也可按医嘱服用西洋参，有利于心肌炎的恢复。

2. 治疗

（1）积极治疗原发病，如上呼吸道感染、过敏、胃肠道感染、泌尿系感染等。

（2）有胸闷、气促、心律失常者，应立即平卧休息，有条件的给予吸氧，并入院心内科治疗。

心肌炎患者的
自救措施

(1)出现心肌炎,首先应卧床休息,早期合理的休息极为重要。

(2)遵医嘱使用改善心肌代谢的药物。

(3)曾患过心肌炎的人,无论外出旅游还是日常生活中,都要注意防寒保暖,避免感冒,饮食有节,避免胃肠炎。

(4)随身带些预防感冒、治疗胃肠炎的药物。

夏篇

清新、健康的笑
犹如夏天的一阵大雨
荡涤了人们心灵上的污泥
灰尘及所有的污垢
显现出善良与光明

——高尔基

中 暑

一、疾病简介

中暑是指在夏季长时间暴露于高温环境中，由于环境温度过高，空气相对湿度大，体内余热难以散发，热量越积越多，以高热、皮肤干燥及中枢神经系统症状为特征。体温超过 40℃ 的严重中暑病死率为 41.7%，若超过 42℃，病死率为 81.3%。

二、与职业相关的病因

(1) 户外工作时间长。

(2) 在烈日下长时间执勤，受阳光直接暴晒。

(3) 工作于噪声环境中压力大，机体抵抗力下降。

(4) 工作较忙加班多，不能及时补充营养、水分和盐类。

(5) 无法保证充足睡眠。

三、常见症状

1. 先兆中暑症状

(1) 高温环境下，出现头痛、头晕、口渴、多汗、四肢无力发酸、注意力不集中、动作不协调等症状。

（2）体温正常或略有升高。

（3）如及时转移到阴凉通风处，补充水和盐分，短时间内即可恢复。

2. 轻症中暑症状

（1）体温往往在 38℃以上。

（2）出现头晕、口渴伴面色潮红、大量出汗、皮肤灼热等表现，或出现四肢湿冷、面色苍白、血压下降、脉搏增快等表现。

（3）如及时处理，往往可于数小时内恢复。

3. 重症中暑症状

顾名思义，是中暑中情况最严重的一种，如不及时救治将会危及生命。

四、预防与治疗

1. 预防

预防中暑十一招：

（1）执勤时要戴太阳镜、遮阳帽或使用遮阳伞。

（2）穿透气性好、浅色的棉质面料衣服，烈日下长时间执勤者最好穿长袖。

（3）有高血压、冠心病、脑血管硬化等病史者，不要长时间待在空调房间中，以防旧病发作或使原有病情加重。开空调的房间要注意通风换气，温度不宜设定过低。

（4）长时间在室外执勤，要随身携带防暑药品，如十滴水、人丹等。

（5）及时补充蛋白质，摄取量应在平时的基础上增加10%～15%。可以选择新鲜的鱼、虾、鸡肉、鸭肉等脂肪含量少的优质蛋白质食品，多吃豆制品等富含植物蛋白的食物。

（6）出汗过多时，在补充水的基础上还应适当补充一些钠和钾。钠可以通过食盐、酱油等补充，含钾高的食物有香蕉、豆制品、海带等。

（7）随时喝水，不要等口渴了再喝。

（8）不要多吃冷饮，以免胃肠道血管收缩，影响消化功能。

（9）多吃各种瓜类食物，如冬瓜、丝瓜、苦瓜、黄瓜和南瓜。多吃凉性蔬菜，如番茄、茄子、生菜、芦笋等。多吃苦味食品，如苦菜、苦丁茶、苦笋等。

（10）多用湿毛巾擦拭皮肤。

（11）保证充足睡眠，合理安排作息时间。

2. 治疗

中暑处理五字诀：

（1）移。迅速移至阴凉、通风的地方，同时垫高头部，解开衣裤，以利呼吸和散热。

（2）敷。可用冷水毛巾敷头部，或冰袋、冰块置于头部、腋窝和大腿根部等处。

（3）促。置于4℃水中，并按摩四肢皮肤，使皮肤血管扩张，加速血液循环，促进散热。待温度降至38℃，可停止降温。

（4）浸。将躯体呈45°角浸在18℃左右井水中，以浸没乳头为度。

（5）擦。4个人同时用毛巾擦拭浸在水中的患者身体四周，把皮肤擦红，一般擦15～30 min，即可把体温降至37～38℃，大脑未受严重损害者多能迅速清醒。

（1）移到通风、阴凉、干燥的地方。

（2）仰卧，解开衣领。

（3）冷敷头部、腋下以及腹股沟，用温水擦拭全身。

（4）饮用淡盐水、绿豆水，或者服用人丹。

（5）病情重，立即拨打 120 急救热线送院救治。

光敏性皮炎

一、疾病简介

光敏性皮炎是由于对紫外线过敏所致，任何人接受了过量的紫外线，都可能会出现光敏性皮炎。

二、与职业相关的病因

（1）长期于露天环境工作，接受过量的日晒引起。

（2）部分光敏性皮炎是由化妆品中含的香料引起。如香皂、洗面奶、沐浴露等都含有多种复杂的香料成分，它们在洗浴时渗入皮肤、在散射阳光的作用下，使某些人的皮肤发生过敏性反应。

三、常见症状

（1）形态多种多样，可表现为水肿性红斑、丘疹、斑块和结节。

（2）分布局限于光暴露部分，如头部（头发稀疏者）、双额部、耳前、颈后部、手背等边界较清楚的部位。

（3）表皮状红斑，偶或斑丘疹呈现淡红、鲜红或暗红色各异，轻者为散在的小片，重者可融合成大片，伴或不伴有水肿，随病情可伴脱屑和色素沉着，所有患者均有不同程度痒或灼热感。

四、预防与治疗

1. 预防

（1）夏季是多发季节，人们从事户外活动时应当做好防护工作，戴太阳帽、穿长衣长裤、打遮阳伞等。

（2）不宜食用光敏性蔬菜，如芹菜、莴苣、油菜、菠菜、苋菜、小白菜等，接受光照的情况下容易引起光敏性皮炎，为避免因蔬菜农药的残留物引起皮肤病，吃蔬菜水果时一定要先冲洗几遍，再浸泡一段时间，将水倒掉，冲洗后再吃。

（3）通过经常参加室外活动或日光浴的方法，以不断增强皮肤对光线的耐受性，对于那些皮肤耐受性较差的人，可在曝晒前15 min搽用防光剂。

（4）经常参加户外锻炼，使皮肤产生黑色素，以增强皮肤对日光的耐受程度。但对日光敏感性较强的患者，应尽量避免日光曝晒。

2. 治疗

（1）症状严重者，立即到医疗机构就诊处理。

（2）轻症患者可自我处理：可在痒感较重的患处做冷敷：取半盆冷水，将毛巾浸湿，叠成4层，然后将毛巾挤成半干，紧敷痒处。每3分钟清洗一次，数次后即可止痒。再痒再敷，数日之后终可自愈。

夏天应预防光敏性皮炎

（1）做好防护工作，加戴太阳帽、穿长衣长裤、打遮阳伞等。

（2）如果症状明显，可以服用一些抗过敏性药物。

（3）食用芹菜、油菜、菠菜、白菜后，接受光照的情况下也容易引起光敏性皮炎。

（4）吃蔬菜水果时一定要先冲洗几遍，再浸泡一段时间，将水倒掉，冲洗后再吃。

（5）应及时到正规医院的皮肤科就诊。

低钾血症

一、疾病简介

人体血液中存在着大量的钾离子，它维持人体神经、肌肉的正常功能。当各种原因导致人体大量丢失钾离子时,会导致神经及肌肉功能的平衡被破坏,医学上称为低钾血症。重度低钾血症可出现严重并发症,甚至危及生命,需积极处理。

二、与职业相关的病因

(1) 工作时间长而导致进食量不足,每日钾的摄入量<3 g。

(2) 夏季户外工作时间长,长期高温作业。

(3) 急性应激状态导致肾上腺素分泌增多。

(4) 大量饮用水而未及时补钾。

(5) 服用某些抗生素,如青霉素、庆大霉素、羧苄西林等。

三、常见症状

(1) 骨骼肌表现:感觉疲乏、软弱、无力;严重时,全身肌肉无力、肢体瘫痪、腱反射减弱或消失,呼吸困难,吞咽困难,重者窒息。

(2) 消化系统表现:恶心、呕吐、厌食、腹胀、便秘、肠蠕动减弱或消失、肠麻痹。

(3) 中枢神经系统表现:萎靡不振、反应迟钝、嗜睡或昏迷。

(4) 循环系统表现:心动过速、心脏骤停、休克或死亡。

(5) 泌尿系统表现:口渴、多饮、夜尿增多。

四、预防与治疗

1. 预防

(1) 合理安排作息,定时进餐,确保钾的摄入。

(2) 夏季长期户外高温工作出汗较多者

应及时补充水、钠、钾，可饮果汁和盐茶，切记仅大量饮用水。

（3）注意休息及减压，避免紧张情绪。

（4）利于补钾的食物：

① 多吃含钾较多的粮食：荞麦、玉米、红薯和大豆等；

② 多吃含钾较多的蔬菜：菠菜、香菜、油菜、甘蓝、芹菜、大葱、青蒜、莴笋、土豆、山药、鲜豌豆和毛豆等；

③ 多吃含钾较多的海产品类食物：紫菜汤、紫菜蒸鱼、紫菜肉丸、凉拌海带丝、海带炖肉等都是夏季补钾菜肴的上品；

④ 多吃含钾较高的水果：香蕉、芭乐、番茄、柳丁、桃子等。

（5）不利于补钾的食物：

① 尽量少吃辛辣、刺激性的食物：洋葱、胡椒、辣椒、花椒、芥菜、茴香；

② 避免吃油炸、油腻的食物：油条、奶油、黄油、巧克力等；

③ 戒烟戒酒、少喝咖啡等兴奋性饮料。

2. 治疗

积极治疗原发病，及时补钾。

（1）及时就医：

① 症状明显、病情严重者，立即送至急诊治疗；

② 症状较轻者，前往内分泌科门诊查找病因，对症治疗。

（2）饮食补钾：

① 各种果汁，特别是橙汁，含有丰富的钾，而且能补充水分和能量；

② 医院内，口服补钾以氯化钾为首选。

（3）严重者需静脉滴注补钾。

粮食类：荞麦、玉米、红薯和大豆等。

蔬菜类：菠菜、香菜、油菜、甘蓝、芹菜、大葱、青蒜、莴笋、土豆、山药、鲜豌豆和毛豆等。

海产类：紫菜汤、紫菜蒸鱼、紫菜肉丸、凉拌海带丝和海带炖肉。

水果类：香蕉、芭乐、番茄、柳丁和桃子。

噪声性耳聋

一、疾病简介

噪声性耳聋系由于听觉长期遭受噪声影响而发生缓慢的进行性感音性耳聋,早期表现为听觉疲劳,离开噪声环境后可以逐渐恢复,久之则难以恢复,终致感音神经性聋。噪声除对听觉损伤外,还可引起头痛、头昏、失眠、高血压、心电图改变,也可影响胃的蠕动和分泌。

二、与职业相关的病因

(1) 长期工作于噪声级大于 90 dB 的噪声环境中即可对耳

蜗造成损害。

（2）在噪声环境里工作的时间越长，听力损害程度越大。

（3）频率高、强度大对听力损害严重。

（4）中老年人比青年人易受噪声损伤，体弱者比强壮者易受损害。

三、常见症状

主要症状为进行性听力减退及耳鸣。

（1）早期听力障碍对普通说话声无明显影响，仅在听力检查中发现，以后听力损害逐渐向高低频发展，最终普遍下降。

（2）最终听力障碍，严重者可全聋。耳鸣与耳聋可同时发生，亦可单独发生，常为高音性耳鸣，日夜烦扰不宁。

四、预防与治疗

1. 预防

（1）控制噪声来源这是最积极最根本的办法，使噪声缩减到国家规定的防护标准（85～90 dB）以内。但如果由于职业原因进入噪声环境的，应注意合理安排工作时间，以减轻对于听力的持续损害。

（2）减少接触时间如在隔音室里行工间休息，或减少每日、每周的接触噪声时间，也可降低发病率。还可根据实际情况轮换工种，亦可降低听力损害。

（3）耳部隔音可戴用耳塞、耳罩、隔音帽等防声器材、一般在 80 dB 噪声环境长期工作即应配用简便耳塞;90 dB 以上时必须使用防护工具。简便者可用棉花塞紧外耳道口,再涂抹凡士林,其隔音值可达 30 dB。

（4）在就业前应检查听力,患有感音神经性耳聋和噪声敏者,应避免在强噪声环境工作。对接触噪声者,应定期检查听力,及时发现早期的听力损伤,并给予妥善处理。

2. 治疗

（1）早期仅听力下降者,休息数日或数周,应用维生素及血管扩张药物,有望听力恢复。

（2）听觉器官已变性,则治疗效果不佳。影响日常生活者,可配戴助听器。

预防是关键

（1）控制噪声来源。

（2）减少噪声接触时间。

（3）戴用耳塞、耳罩可用棉花塞紧外耳道口。

（4）根据实际情况轮换工种。

（5）争取早期治疗。

病毒性肝炎

一、疾病简介

病毒性肝炎是由多种肝炎病毒引起的,以肝脏炎症和坏死病变为主的一种传染病。传染性强，传播途径复杂，发病率高，患者及病毒携带者为传染源。目前已被公认的有甲、乙、丙、丁、戊5种肝炎病毒。

二、与职业相关的病因

（1）工作中需要接触各类人群，易被感染。

（2）工作性质特殊，接触血液机会多。

（3）工作繁重，压力大，机体抗力下降。

三、常见症状

1. 急性肝炎

（1）黄疸前期：发热、疲乏、食欲缺乏、恶心、厌油、尿色加深，本期持续1周。

（2）黄疸期：皮肤、巩膜黄染，黄疸出现而自觉症状有所好转，肝大伴压痛，浓茶样尿，本期持续1月。

（3）恢复期：黄疸逐渐消退，症状减轻以至消失，肝功能逐渐恢复，本期持续1～2月。

2. 慢性肝炎

（1）轻度：疲乏、食欲缺乏、厌油、肝区不适、肝部压痛、轻度脾肿大。

（2）重度：肝病病容（脸色发黑、皮肤干燥、粗糙、颜面部或鼻尖部出现细小的毛细血管扩张）、肝掌、蜘蛛痣，进行性脾肿大，肝功能持续异常。

肝掌　　　　　　蜘蛛痣

3. 重型肝炎

（1）急性重型肝炎：起病急，进展快，黄疸深。起病后 10 天内，迅速出现神经精神症状。

（2）亚急性重型肝炎：在起病 10 天以后，仍有极度乏力、食欲缺乏、重度黄疸、腹胀，有明显出血现象。

（3）慢性重型肝炎：腹水、凝血功能障碍、肝性脑病等。

四、预防与治疗

1. 预防

（1）做好个人防护、切断传播途径：甲肝、戊肝以粪—口传播为主，乙肝、丙肝以血液及密切接触传播，丁肝需依赖于乙型肝炎病毒而存在并复制。因此，工作中与人接触时需要做好必要的防护：避免血液、体液、排泄物、伤口接触，必要时戴好防护口罩与手套。

（2）对于易接触肝炎人群的岗位，应当积极参加接种疫苗。应用人血丙种球蛋白，有相当保护作用，注射时间越早越好。

（3）加强体育锻炼，增强机体抵抗力。

（4）保护肝脏，戒烟戒酒。

2. 治疗

（1）急性肝炎及肝炎活动期，需住院治疗、卧床休息，恢复期后逐渐增加活动；重型肝炎绝对卧床休息。

（2）合理营养，保证热量、蛋白质、维生素的供给。

（3）心理疗法：保持乐观的情绪，树立战胜疾病的信心。

病毒性肝炎传染吗？

（1）甲肝、戊肝主要通过消化道传播。

（2）乙肝主要通过血液、性行为、母婴3种途径传播。

（3）丙肝主要通过血液制品传播。

急性胰腺炎

一、疾病简介

急性胰腺炎是比较常见的一种急腹症，是胰腺的急性炎症。胰腺分泌各种消化酶来消化食物，多种致病因素导致胰酶在胰腺内被激活而消化胰腺自身，从而损伤胰腺导致大量炎性渗出、水肿、出血甚至坏死的炎症反应。

二、与职业相关的病因

（1）由于职业原因造成饮食不规律，漏餐、暴饮暴食导致消化不良,增加罹患胰腺炎的风险。

(2)未积极治疗胆管结石,胆石症及胆道感染是急性胰腺炎的主要病因。

(3)有饮酒嗜好。酒精可刺激十二指肠黏膜使乳头发生水肿,妨碍胰液排出。

(4)病毒感染,如急性流行性腮腺炎、甲型流感、肺炎衣原体感染、科萨奇病毒等,当发生全身炎症反应时可诱发胰腺炎。

三、常见症状

(1)腹痛:为本病的主要表现和首发症状,疼痛常位于中上腹,向腰背部呈带状放射。

(2)恶心、呕吐及腹胀。

(3)发热:多数患者有中度以上发热(38℃以上),一般持续3～5天。

(4)水、电解质及酸碱平衡紊乱:多有轻重不等的脱水,呕吐频繁者可有代谢性碱中毒。

(5)低血压和休克:见于急性坏死型胰腺炎,极少数患者可突然出现休克,甚至发生猝死。

四、预防与治疗

1. 预防

(1)预防首先在于避免或消除胆道疾病。例如,预防肠道蛔虫,及时治疗胆道结石及避免引起胆道疾病急性发作,这些都是避免引起急性胰腺炎的重要措施。

(2)戒酒:酗酒会造成慢性酒精中毒和营养不良而致肝、

胰等器官受到损害,抗感染的能力下降。

有了它再也
不怕病菌从
手进入人体了

（3）养成规律进餐的饮食习惯,避免暴食暴饮。在繁忙紧张的工作前先安排好三餐,随身携带一些点心以备不时之需。

（4）在公共区域要注意个人卫生、做好个人防护,如佩戴口罩、勤洗手等,避免发生交叉感染。工作环境限制无法洗手时,可随身携带快速手消毒剂。

2. 治疗

（1）出现腹痛症状,切勿自行服用止痛药物,应禁食并前往消化内科就诊。

（2）严重腹痛、发热、低血压等重症患者,立即送急诊救治。

（3）积极配合医生治疗,避免因中断治疗而演变为慢性胰腺炎。

交警职业健康指南

腹痛的特点

腹痛:为最早出现的症状,往往在暴饮暴食或极度疲劳之后发生,多为突然发作,位于上腹正中或偏左。疼痛为持续性进行性加重,似刀割样。疼痛向背部、胁部放射。若为出血坏死性胰腺炎,发病后短暂时间内即为全腹痛、急剧腹胀,同时很快即出现轻重不等的休克。

胆囊炎

一、疾病简介

胆囊炎是细菌性感染或化学性刺激(胆汁成分改变)引起的胆囊炎性病变,为胆囊的常见病。可分为急性和慢性两种类型,常与胆石症合并存在。急性胆囊炎是最常见的急腹症之一;成年人慢性胆囊炎患病女性多于男性,40岁以上肥胖者多见,具有反复发作,病势缠绵,且易引起化脓、坏疽甚至穿孔的特点,严重影响患者的生活质量。

胆囊

胆结石堵塞
胆总管引起急性胆囊炎

二、与职业相关的病因

(1) 日常饮食不卫生。

(2) 饮食习惯不良,暴饮暴食,进食高脂肪和富含高胆固醇的食物。

(3) 工作繁忙,致使免疫力低下。

(4) 工作压力大,情绪失调。

三、常见症状

1. 急性胆囊炎

（1）**疼痛**：右上腹剧痛或绞痛，多为结石或寄生虫嵌顿引起，多发生在夜间进食高脂肪食物后。非梗阻性急性胆囊炎，右

上腹疼痛一般不剧烈，多为持续性胀痛，疼痛呈放射性，最常见的放射部位是右肩部和右肩胛骨下角。

（2）**恶心、呕吐**：是最常见的症状。

（3）**怕冷、发抖、发热**：轻者有怕冷和低热；重者可有发冷、发抖和高热，发热可达 39℃以上，并可出现精神症状。

（4）**黄疸**。

2. 慢性胆囊炎

（1）持续性右上腹钝痛或不适感，右下肩胛区疼痛，进食高脂或油腻食物后症状加重。

（2）**消化不良症状**：恶心、嗳气、反酸、腹胀和胃部灼热感。

四、预防与治疗

1. 预防

（1）注意饮食卫生，食物以清淡为宜，减少动物性脂肪摄入，少食油腻和油炸、烧烤食物，忌食强刺激性食物。

① 不宜吃高脂肪、高胆固醇食物：肥肉、油煎鸡蛋、猪油、黄油、奶油、花生等高脂肪食物；猪脑、牛脑、猪腰、猪肝、鸭肝、牛肝、羊肝、猪肚、猪心、蛋黄、鸡鸭内脏、螃蟹等高胆固醇

食物；

② 不宜吃酸性食物：醋、杨梅、山楂、柠檬等酸性食物可刺激胃及十二指肠分泌胆囊素，从而引起胆囊收缩，诱发胆绞痛；

③ 不宜吃过冷过热的食物：过烫的食物或汤水，过冷的食物，如冰激凌、冰镇饮料、冰咖啡及刚从冰箱中取出的食物，食入后会导致胆道括约肌痉挛，从而引起胆囊区的隐痛或绞痛；

④ 不宜吃辛辣刺激性食物：如酒、茶、咖啡、辣椒、芥末、胡椒、花椒等均可引起胃和十二指肠分泌物增多，使缩胆囊素分泌增加，导致胆道括约肌痉挛，胆汁排出受阻而诱发胆绞痛；

⑤ 适宜吃的食物：选择鱼、瘦肉、奶类、豆制品等含优质蛋白质且胆固醇含量相对不太高的食物；保障新鲜蔬菜、水果的供给。绿叶蔬菜，可提供必要的维生素和适量纤维素。酸奶、山楂、糙米等食物也对患者有利。适量增加玉米油、葵花子油、花生油、豆油等植物油摄入比例。

（2）保持大便畅通。

（3）生活起居有节制，注意劳逸结合、寒温适宜。

（4）保持乐观情绪，长期心情不佳的人易引发或加重胆囊炎。

2. 治疗

（1）若发生腹部剧烈疼痛，病情急剧加重时，应即刻急诊就医。

（2）及时就医：发生右上腹向右肩胛放射性疼痛时应及时前往医疗机构的普外科

就诊。

(3) 遵医嘱用药：解痉、镇痛、消炎、利胆等对症处理。

(4) 本病若有结石诱发，或经常发作，可考虑手术治疗。

胆囊性急性发
作腹部疼痛时

(1) 卧床休息。

(2) 禁食。

(3) 确诊后右上腹部可做热敷，以帮助减轻疼痛。

(4) 疼痛加剧应警惕胆囊穿孔，禁热敷和解痉止疼药。

糖尿病

一、疾病简介

糖尿病是一组常见的以血浆葡萄糖水平增高为特征的代谢内分泌疾病，其基本病理生理为胰岛素绝对或相对分泌不足和胰升糖素活性增高引起的代谢紊乱，包括糖、蛋白质、脂肪、水及电解质等，严重时常导致酸碱平衡失常；其特征为高血糖、糖尿、葡萄糖耐量减低及胰岛素释放试验异常。

二、与职业相关的病因

(1) 遗传因素。

（2）长期压力过大。

（3）生活作息紊乱，不良的生活方式。

（4）体力活动的减少。

（5）不良的饮食习惯、肥胖。

三、常见症状

（1）三多一少：多饮、多食、多尿、体重减轻。

（2）乏力：代谢失常感疲乏、虚弱无力。

（3）皮肤瘙痒：外阴瘙痒常常是伴发症状，有时是 2 型糖尿病的首发症状。

尿多　　　口渴

疲乏　　　消瘦　　　瘙痒

（4）视物模糊：是高血糖的表现。

（5）反应性低血糖：是病情轻的 2 型糖尿病的早期表现。

（6）并发症和伴发症：

① 酮症酸中毒：恶心、呕吐、呼吸深大、呼气有烂苹果味；

② 感染：皮肤痈破损后长期不能愈合；

③ 眼部病变：白内障、青光眼、视物模糊等；

④ 血管病变：大血管病变主要累及大中动脉,发生冠心病、脑血管意外和下肢坏疽;微血管病变是糖尿病特异性病变,可出现水肿、高血压、视力下降甚至失明;

⑤ 神经病变：最先出现的症状是肢端感觉异常,呈对称性分布。

四、预防与治疗

1. 预防

(1) 合理的饮食习惯：

① 早餐吃好、午餐吃饱、晚餐吃少;

② 粗细粮搭配、肉蛋奶适量、蔬菜餐餐有;

③ 定时进餐、少量多餐。

(2) 正确的生活习惯：适当的锻炼,增加心肺功能。

(3) 放松心情,提高心理应激能力。

(4) 限烟戒酒。

(5) 保证良好的睡眠。

2. 治疗

积极治疗原发病,及时补钾。

(1) 及时就医：

① 合并急性并发症患者,立即送至急诊治疗;

② 症状较轻者,前往内分泌科门诊对症治疗。

(2) 饮食治疗：

① 控制总热量;

② 合理的饮食结构,食物品种多样化,适当增加膳食纤维、微量元素和维生素;限制食盐摄入量;

③ 每日规律进食，少食多餐，与运动、药物治疗密切配合；严重者需静脉滴注补钾。

（3）运动治疗：有并发症的患者应遵医嘱进行。

① 有规律、长期坚持运动；宜餐后进行，忌空腹运动；

② 选择感兴趣、简单易坚持的运动项目，如打太极拳、慢跑、步行等中等强度运动；

③ 运动量应适合自己，运动后心率在 10 min 内恢复至安静时心率说明运动量较合适；

④ 运动时间：可自 10 min 开始，逐步延长，以每日 20～30 min 为佳；

⑤ 运动频率：最好每日都能进行，每周不少于 5 次。

（4）药物治疗：遵医嘱使用口服药物或胰岛素治疗。

（5）自我血糖监测。

并发症很严重

（1）肢端感觉异常。

（2）脑梗死、冠心病、视力下降、老烂脚。

（3）白内障、青光眼。

（4）酮症酸中毒、昏迷。

下肢静脉曲张

一、疾病简介

下肢静脉曲张是指较大的浅静脉及其分支因静脉压增高而产生扭曲性的扩张和延长，是发生于中年人的一种常见疾病。绝大多数患者都发生在大隐静脉，临床诊断为大隐静脉曲张。病变的浅静脉表现为伸长、扩张和蜿蜒屈曲，多发生于长期从事站立工作和体力劳动的人群。

二、与职业相关的病因

（1）长期站立、肥胖和腹腔压力等因素，可增加静脉压力、增加静脉曲张发展发生的可能。

（2）浅静脉第一对瓣膜关闭不全、先天性的静脉壁薄弱等疾病未及时治疗。

三、常见症状

（1）发病早期，多为下肢酸胀不适及钝痛感，同时有肢体沉重感，易乏力。多在久站后上述感觉加重，通过平卧、肢体抬高则可缓解。

（2）中后期，静脉壁受损，静脉隆起、扩张、迂曲，呈蚯蚓样外观，以小腿内侧大隐静脉走行区明显。

下肢静脉曲张

（3）病程长者，肢体皮肤则出现营养性改变，如脱屑、瘙痒、色素沉着等，甚至形成湿疹及溃疡。

四、预防与治疗

1. 预防

（1）对长期站立的交警工作者，最好穿弹力袜套。弹力袜要选择弹性较高的袜子（医用），弹力袜的压力能改善且预防下肢静脉曲张。

（2）此病有遗传倾向，一般在 30 岁左右发病，因此在儿童和青少年时期应勤于运动，增强体质，有助于防治。

（3）肥胖的人应该减肥，肥胖虽不是直接原因，但过重的分量压在腿上可能会造成腿部静脉回流不畅，使静脉扩张加重。

（4）戒烟，因吸烟能使血液黏滞度改变，血液变黏稠，易淤积。

（5）抬高腿部，帮助静脉血液回流。在每日下床之前，将双腿举高慢慢套入弹力袜。

（6）每天坚持一定时间的行走，防止血液倒流的压力。

2. 治疗

（1）及时至医院血管外科诊治。

（2）穿弹力袜治疗。

（3）手术治疗：具有根治性。

（4）微创治疗：硬化剂、激光闭合、微波治疗等为患者提供更多贴合个体化诉求的选择。

站立多，预防
要牢记

(1) 穿弹力袜套。
(2) 应勤于运动，增强体质。
(3) 肥胖的人应该减肥。
(4) 戒烟。
(5) 抬高腿部。

功能性消化不良

一、疾病简介

功能性消化不良又称消化不良，是指具有上腹痛、上腹胀、早饱、嗳气、食欲缺乏、恶心、呕吐等不适症状，经检查排除引起上述症状的器质性疾病的一组临床综合征。症状可持续或反复发作，病程超过一个月或在过去的 12 个月中累计超过 12 周，是临床上最常见的一种功能性胃肠病。

二、与职业相关的病因

(1) 由于职业特殊性造成的进食不规律，进食后长期处于站立位。

(2) 工作环境嘈杂，长期处于应激状态，工作压力大。

三、常见症状

（1）餐后上腹胀痛。

（2）早饱：进食后不久即出现饱感，进食量明显减少。

（3）胃排空明显延迟的患者可出现恶心、呕吐。

（4）部分患者产生"恐癌"心理，出现失眠、焦虑、抑郁、头痛、注意力不集中等精神症状。

四、预防与治疗

1. 预防

（1）建立良好生活习惯，避免烟酒等不良嗜好。

（2）进餐应定时。进餐时应保持轻松的心情，不要仓促进食，也不要囫囵吞食，更不要站着或边走边食。

（3）不要泡饭或和水进食，饭前或饭后不要马上大量饮用液体。

（4）不要穿着束紧腰部的衣裤就餐。

（5）可在两餐之间喝一杯牛奶，避免胃酸过多。

（6）少食过甜过咸食品，过多吃糖果会刺激胃酸分泌。

（7）不要过冷或过烫进食食物。

（8）夏季饮食宜清淡，避免辛辣刺激性强的食物。

（9）适当的体育锻炼，注意避免餐后剧烈活动。

（10）保持乐观、稳定的心态。

2. 治疗

（1）及时就诊于消化内科，查明病因，积极治疗。

（2）定期随访，排除其他原因引起的不适。

淹　溺

一、疾病简介

淹溺也称为溺水，是指人淹没或沉浸在液性中并导致呼吸损害的过程。

二、与职业相关的病因

（1）恶劣天气，路况较差，需加班。

（2）突降大雨，排水系统不畅，道路积水形成内涝。

（3）隧道地势低洼。

（4）开放井盖排水，易坠落。

（5）河流水位过高，桥面积水较深。

三、常见症状

（1）淹溺 1～2 min 内获救，主要表现为缺氧，获救后意识基本清醒，有呛咳，呼吸加快，胸闷不适，四肢酸痛无力等症状。

（2）淹溺 3～4 min 内获救，则因窒息和缺氧时间较长，会出现意识模糊、烦躁不安、剧烈咳嗽、喘憋、皮肤湿冷、呼吸困难等现象。

（3）在淹溺 3～4 min 之后获救，水进入呼吸道、消化道，可出现意识障碍、面部水肿、眼充血、皮肤发白及呼吸困难。

（4）淹溺时间达 5 min 以上获救，可出现意识昏迷、口鼻血性分泌物、呼吸不规则，甚至瞳孔散大、呼吸心跳停止。

四、预防与治疗

1. 预防

（1）定期组织警员学习游泳。

（2）于积水路段执勤注意穿救生衣。

（3）打开窨井盖排水期间,树立牢固、醒目的警示牌。

（4）于积水桥面执勤时应注意河道水位。

（5）落水后注意自救,与呼救。

（6）放松全身,让身体漂浮在水面上,将头部浮出水面,用脚踢水,防止体力丧失,等待救援。

（7）如果在水中脚突然抽筋了,又无法靠岸时,立即求救。如周围无人,可深吸一口气潜入水中,伸直抽筋的腿,用手将脚趾向上扳,以解除抽筋。

2. 治疗

作为救护者一定要记住:对所有溺水休克者,不管情况如何,都必须从发现开始持续进行心肺复苏抢救。

（1）首先将溺水者救上岸。

（2）立即清除溺水者口鼻中的淤泥、杂草、呕吐物等,并打开气道。

（3）进行控水处理(倒水),即迅速将患者放在救护者屈膝的大腿上,头部向下,随即按压背部,迫使吸入呼呼道和胃内的水流出,时间不宜过长(1 min 即够)。

（4）现场进行心肺复苏，并尽快搬上急救车，迅速向附近医院转送。

胸外按压小提示：

胸外按压30次（17秒完成）：

（1）部位：两乳头连线的中点或剑突上两横指。

（2）手法：采用双手叠扣法，腕肘关节伸直，利用身体重力，垂直向下用力按压。

（3）深度：胸骨下陷≥5 cm

（4）频率：≥100次/分

电击伤

一、疾病简介

俗称触电，通常是指人体直接触及电源，或经过空气或其他导电介质接触高压电，电流通过人体时引起的组织损伤和功能障碍，严重者可发生心跳和呼吸骤停。超过1 000 V（伏）的高压电还可引起灼伤，闪电损伤（雷击）属于高压电损伤范畴。

二、与职业相关的病因

（1）工作环境多于马路边，距离电线较近。

(2) 在狂风等恶劣天气执勤,易接触断裂电线。

(3) 暴雨天涉水指挥交通,易触电。

三、常见症状

(1) 电击伤。当人体接触电流时,轻者立刻出现惊慌、呆滞、面色苍白、接触部位肌肉收缩,且有头晕、全身乏力,重者出现昏迷、持续抽搐、心跳和呼吸停止。

(2) 电热灼伤。电流在皮肤入口处灼伤程度比出口处重,灼伤皮肤呈灰黄色焦皮,中心部位低陷,周围无红肿,疼痛等。

(3) 闪电损伤。当人被闪电击中,心跳和呼吸常立即停止。

四、预防与治疗

1. 预防

(1) 执勤过程中注意安全规范用电防止电击伤。

(2) 首要的是立即切断电源。用干木棍或其他绝缘物将电源拨开,切忌用手拉触电者,不能因救人心切而忘了自身安全。

(3) 雷电天气执勤不宜使用无防雷措施的电器,切勿接触天线、水管、铁丝网、金属门窗、建筑物外墙。避免使用电话和无线通信设备,远离树木,电线杆。

2. 治疗

(1) 立即切断电源。

(2) 呼吸心搏骤停者进行心肺复苏。

安全用电的注意事项：

（1）学会在紧急情况下关断总电源。

（2）不用手或导电物去接触、探试电源插座内部。

（3）不用湿手触摸电器，不用湿布擦拭电器。

（4）电器使用完毕后应拔掉电源插头。

（5）插拔电源插头时不要用力拉拽电线。

（6）电线的绝缘皮剥落，要及时更换新线或者用绝缘胶布包好。

（7）不随意拆卸、安装电源线路、插座、插头等。

（8）有人触电要设法及时关断电源，不要用手直接去救人。

偏头痛

一、疾病简介

偏头痛是发作性且常为单侧的搏动性头痛，有家族发病倾向、周期性发作，表现为发作性的偏侧搏动性头痛，伴恶心、呕吐，经一段间歇期后再次发病，在安静、黑暗环境内或睡眠后头痛缓解。在头痛发生前或发作时可伴有神经、精神功能障碍。在我国有大量患者因偏头痛而影响工作、学习和生活。多数患者有家族史。

二、与职业相关的病因

（1）长期加班，工作压力大、睡眠不足。

（2）长期于马路执勤，噪声刺激大、灯光过强。

（3）车辆尾气等刺激性气味。

（4）长时间户外工作，天气变化特别是天气转热、多云或天气潮湿易诱发偏头痛。

（5）饮食不规律、酒精、吸烟、高脂饮食、腌制食品等。

三、常见症状

（1）前驱期表现为精神、心理改变，如精神抑郁、疲乏无力、懒散、昏昏欲睡，也可情绪激动。易激惹、焦虑、心烦或欣快感等。

（2）头痛期，疼痛多始于一侧眶上、眶后部或额颞区，逐渐加重而扩展至半侧头部，甚至整个头部及颈部。头痛为搏动性，呈跳痛或钻凿样，疼痛程度逐渐加重发展成持续性剧痛。常伴恶心、呕吐、畏光、畏声。

（3）有的患者面部潮红，大量出汗，眼结膜充血；有的患者面色苍白，精神萎靡，厌食。

（4）一次发作可持续1～3日，通常睡觉后头痛症状明显缓解，但发作过后连续数日倦怠无力。

四、预防与治疗

1. 预防

（1）注意气候的影响，风、燥、湿热、暴风雨、明亮耀眼的阳光、寒冷、雷声等气候变化均可诱发偏头痛发作，注意避风寒、保

暖、阳光下佩戴防护眼镜,不要暴晒淋雨,防止诱发致病

（2）注意睡眠、运动或过劳的影响,注意规律的睡眠,注意劳逸结合。

（3）缓解不良情绪,倡导有规律的锻炼,如长跑等,可能有效地减少偏头痛发作。

（4）引起偏头痛的食物:

① 含高酪胺的食物,如咖啡,巧克力,奶制品;

② 动物脂肪诱发偏头痛占全部食物因素的 49.8%,严格控制此类食物摄食可防止偏头痛发作;

③ 酒精、饮料:特别是红色葡萄酒、白酒,柠檬汁、柑橘、冰淇淋等;

④ 牛肉香肠、肉类腌制品、酱油等。

2. 治疗

（1）轻微头痛:停止工作活动,在安静舒适的环境下卧床休息,按照医嘱服用止痛药物。

（2）伴随恶心、呕吐等症状的立即送急诊治疗。

（3）缓解期可就诊于神经内科、中医科进行预防性治疗。

偏头痛的治疗目的:

（1）减轻或终止头痛发作。

（2）缓解伴发症状。

（3）预防头痛复发。

治疗包括药物治疗和非药物治疗两个方面。

非药物治疗:磁疗、心理疏导,缓解压力,保持健康的生活方式,避免各种偏头痛诱因。

失眠症

一、疾病简介

失眠是以经常不能获得正常睡眠为特征的一种病症。指入睡困难、睡眠中间易醒及早醒、睡眠质量低下、睡眠时间明显减少，严重者可彻夜不眠等。长期失眠易引起心烦意 乱、疲乏无力，甚至可以出现头痛、多梦、多汗、记忆力减退等一系列临床症状，并诱发一些心身性疾病。

二、与职业相关的病因

（1）职业压力大，心理、精神因素导致的失眠。

（2）长期露天执勤，多处于亚健康。

（3）需要值班而造成睡眠环境的改变，卧室内强光、噪声、过冷或过热等。

（4）茶、咖啡、可乐类饮料、酒精等晚间饮用可引起失眠。

三、常见症状

（1）入睡困难。

（2）不能熟睡，睡眠时间减少。

（3）早醒、醒后无法再入睡。

（4）频频从噩梦中惊醒，自感整夜都在做噩梦。

（5）睡过之后精力没有恢复。

（6）发病时间可长可短,短者数天可好转,长者持续数日难以恢复。

（7）容易被惊醒,有的对声音敏感,有的对灯光敏感。

（8）很多失眠者喜欢胡思乱想。

（9）长时间的失眠会导致神经衰弱和抑郁症,而神经衰弱患者的病症又会加重失眠。

四、预防与治疗

1. 预防

（1）睡眠工具:床按南北顺向摆放,头北脚南使机体不受地磁的干扰;床铺的硬度宜适中;枕高一般以睡者的一肩(约10 cm)为宜。在夏季,枕头要经常翻晒,免让病菌进入口鼻。

（2）避免熬夜,晚上 11:00 至凌晨 3:00 是肝胆的最佳排毒时间,需熟睡,早睡早起对身体最好,养成良好的睡眠习惯。

（3）睡前不要喝咖啡、浓茶和吸烟等,这些物质对入眠有一定的负面影响;可以喝些牛奶、淡淡的绿茶。

（4）睡前可以把手叠放在小腹上,采用腹式呼吸,把注意力转移到小腹,可以配合默念数数,能够很快地入睡,而且还有瘦腹部的功效

（5）睡前可以用微烫的热水泡脚,至额头稍微有些出汗为佳,也可用稳迈舒运动按摩或镂空的磨脚石搓一搓双脚,促进血液循环,改善睡眠质量。

2. 治疗

（1）失眠者可就诊于神经内科、中医科、心理咨询科,积极治疗。

（2）饮食疗法：

酸枣仁粥

【原料】酸枣仁末 15 g，粳米 100 g。

【制作】先以粳米煮粥，临熟，下酸枣仁末再煮。

【用法】空腹食用。

【功效】宁心安神。适用于心悸、失眠、多梦、心烦。

小米枣仁粥

【原料】小米 100 g、枣仁末 15 g、蜂蜜 30 g。

【制作】小米煮粥，候熟，入枣仁末，搅匀。

【用法】食用时，加蜂蜜，日服 2 次。

【功效】补脾润燥，宁心安神。治纳食不香、夜寐不宁、大便干燥。

毒蛇咬伤中毒

一、疾病简介

全世界每年被毒蛇咬伤、致死者约有 2 万～2.5 万人。世界上有毒蛇近 650 种，我国有 50 余种，有剧毒、危害巨大的有 10 种，如大眼镜蛇、金环蛇、眼镜蛇、五步蛇、银环蛇、蝰蛇、蝮蛇、竹叶青、烙铁头、海蛇，咬伤后能置人于死地。这些毒蛇夏秋季常在南方森林、山区、草地中出现，我国以广东、广西、福建、云南蛇害严重。被毒蛇咬伤机会较多的人群为户外工作者。咬伤部位以手、臂、足和下肢为常见。

毒蛇的头多呈三角形,颈部较细,尾部短粗,色斑较艳,咬人时嘴张得很大,牙齿较长。毒蛇咬伤部常留两排深而粗的牙痕。在无法判定是否毒蛇咬伤时,按毒蛇咬伤急救。

毒蛇蛟伤的牙痕　　　　无毒蛇蛟伤的细小牙痕

二、与职业相关的病因

长期户外工作,多处于路边草丛旁。

三、常见症状

(1) 神经毒素中毒:见于金环蛇,银环蛇及海蛇等咬伤。毒液主要作用于神经系统。先使伤处发麻,并向近心侧蔓延后而引起头晕、视力模糊、眼睑下垂、语言不清、肢体软瘫、吞咽和呼吸困难等;最后可导致呼吸循环衰竭。

(2) 血液循环毒素中毒:见于竹叶青、蝰蛇和龟壳花蛇等咬伤。毒液主要影响血液及循环系统,引起溶血、出血、凝血及心脏衰竭。可使伤处肿痛,并向近心侧蔓延,邻近淋巴结也有肿痛;并引起恶寒发热、心率和心律失常、烦躁不安或谵妄,还有皮肤紫斑、黄染,这可引起血尿和尿少等;最后可导致心、肾、脑等的衰竭。

(3) 混合毒素中毒:兼有神经毒和血液毒的毒蛇,常见于蝮蛇,大眼镜蛇和眼镜蛇等咬伤。其毒液具有神经毒素和血液毒素的两种特性。

四、预防与治疗

1. 预防

（1）预防毒蛇咬伤，重点应对多蛇地区及被蛇咬伤机会较多的人群进行蛇生活习惯和蛇咬伤防治知识的宣传教育。

（2）野外工作进入草丛前，应先用棍棒驱赶毒蛇，在深山丛林中作业与执勤时，要随时注意观察周围情况，及时排除隐患。

（3）户外工作者要穿好长袖上衣、长裤及鞋袜，必要时戴好草帽，根据情况穿戴防护手套和靴鞋。

（4）四肢涂擦防蛇药液及口服蛇伤解毒片，均能起到预防蛇咬伤的作用。

（5）对住宅周围的杂草、乱石要经常清理，使蛇无藏身之地。

（6）遇到毒蛇时不要惊慌失措，采用左、右拐弯的走动来躲避追赶的毒蛇，或是站在原处，面向毒蛇，注意来势左右避开，寻找机会拾起树枝自卫。

（7）有计划地按有关管理部门规定开展防蛇和捕蛇活动。

2. 治疗

被蛇咬伤，如不能确切排除毒蛇咬伤者，应按毒蛇咬伤观察和处理。密切注意患者的意识、血压、脉搏、呼吸和局部伤口等情况。要分秒必争抢救，被咬伤者要保持安静，不要惊慌奔走,以免加速毒液吸收和扩散。

(1)绑扎:被毒蛇咬伤的肢体应限制活动。在伤口上方的近心端肢体,伤口肿胀部位上方用绷带绷扎压迫,阻断淋巴回流,可延迟蛇毒扩散。

(2)伤口清创:为预防蛇毒吸收,将肢体放在低位。在伤口近心端有效绷扎后,局部伤口消毒,将留在组织中的残牙用刀尖或针细心剔除。

(3)冰敷法:有条件时,在绑扎的同时用冰块敷于伤肢,使血管及淋巴管收缩,减慢蛇毒的吸收。也可将伤肢或伤指浸入4~7℃的冷水中,3~4 h后再改用冰袋冷敷,持续24~36 h即可,但局部降温的同时要注意全身保暖。在运送途中,仍用凉水湿敷伤口。

用嘴吸毒不可取

(4)伤肢制动:受伤后走动要缓慢,不能奔跑,以减少毒素的吸收,最好是将伤肢临时制动后放于低位,送往医疗机构。

(5)及时拨打"120"急救电话。

蛇伤现场急救歌

被蛇咬伤不要跑,
快把伤口处理好;
一扎二洗三挤毒,
四点火柴烧伤口;
五喝一碗浓茶水,
伤口周围敷辣草。

秋篇

秋凉晚步
【宋】杨万里
秋气堪悲未必然
轻寒正是可人天
绿池落尽红蕖却
荷叶犹开最小钱

沙　眼

一、疾病简介

沙眼是一种常见的眼部感染疾病,是由微生物沙眼衣原体引起的一种慢性传染性结膜角膜炎,因其在睑结膜表面形成粗糙不平的外观,形似沙粒,故名沙眼。人对沙眼的免疫力很弱,可以重复感染。沙眼是我国致盲的主要眼病之一。

二、与职业相关的病因

(1) 户外环境,空气中尘土飞扬有利于疾病的传播。

(2) 户外工作,无法及时洗手保持清洁。

(3) 工作劳累,免疫力降低。

(4) 户外蚊蝇多,易传播。

三、常见症状

(1) 急性发作期:怕光、流泪、发痒、异物感、分泌物增多、眼部不适感。

(2) 慢性发作期:眼睑结膜充血、乳头增生、滤泡,角膜白色瘢痕、睑内翻、倒睫、角膜溃疡,严重的影响视力,甚至失明。

眼睑睫毛———————眉毛

结膜——————倒睫毛

四、预防与治疗

1. 预防

（1）讲究卫生，不使用公共毛巾，使用流动水洗脸。

（2）洁面、清洁眼部的脸盆，毛巾应专人专用，做到一人一巾。

（3）养成良好的卫生习惯，不直接用手揉眼睛。

（4）在接触密集人群后，应及时用流动水洗手。

（5）秋季多风，空气干燥，容易传播眼病，可佩戴眼镜等做好防护措施。

（6）做好驱蚊灭蝇工作，保持环境的通风清洁。

2. 治疗

（1）若出现眼部不适，发痒发红、流泪等症状时，应立即到眼科门诊就医。

（2）遵医嘱使用滴眼液或抗生素。

（3）沙眼患者使用的脸盆、毛巾、衣物应用热水煮沸，勤洗手、勤洗晒。

预防小贴士

（1）保持面部清洁。

（2）不用手揉眼。

（3）手巾、手帕要勤洗、晒干。

（4）分盆分毛巾或流水洗脸。

便　秘

一、疾病简介

便秘是临床常见的复杂症状,而不是一种疾病,主要是指排便次数减少(1周内大便次数少于2～3次,或者2～3天才大便1次)、粪便量减少,粪便干结、排便费力等。必须结合粪便的性状、本人平时排便习惯和排便有无困难做出有无便秘的判断。如超过6个月即为慢性便秘。

二、与职业相关的病因

(1) 由于工作紧张、生活节奏过快、工作性质和时间变化、精神因素等干扰了正常的排便习惯。

(2) 进食量少或食物缺乏纤维素或水分不足,对结肠运动的刺激减少。

(3) 便秘后自行滥用强泻剂,易导致正常的排便反射减弱或消失。

三、常见症状

(1) 便意少,便次也少。

(2) 排便不畅、费力。

(3) 大便干结、硬便,排便不净感。

(4) 便秘伴有腹痛或腹部不适,部分患者还伴有失眠、烦躁、多梦、抑郁、焦虑等精神心理障碍。

四、预防与治疗

1. 预防

（1）调整饮食结构——饮食的量：足够的量可刺激肠蠕动，使粪便正常通行和排出体外。特别是早饭要吃饱，因为早餐后能引起胃结肠反射，有利排粪运动。

（2）调整饮食结构——饮食的质：主食不要太过精细，多吃些粗粮和杂粮；多食富含纤维素的蔬菜，如韭菜、芹菜等。

（3）调整饮食结构——足够的水分：肠道中的水分相对减少，粪便干燥导致大便秘结。足量饮水，使肠道得到充足的水分可利于肠内容物通过。建议每天至少喝 6 杯 250 ml 的水。

（4）养成良好的排便习惯：每日定时排便，形成条件反射，建立良好的排便规律。有便意时不要忽视，及时排便。排便的环境和姿势尽量方便，免得抑制便意、破坏排便习惯。

（5）对于还没有良好排便习惯者，建议每天早晨去厕所蹲 5 min 左右，逐渐建立正常的排便习惯。因为结肠运动有一定的规律性，早晨起床后，人由平卧位转变为起立，结肠会发生直立反射，推动粪便下移进入直肠，引起排便反射。

（6）避免排便习惯受到干扰：由于精神因素、生活规律的改变、过度疲劳等未能及时排便，易引起便秘。

（7）避免滥用泻药：滥用泻药会使肠道的敏感性减弱，形成对某些泻药的依赖性，造成便秘。

（8）合理安排生活和工作，做到劳逸结合。适当的文体活动，特别是腹肌的锻炼有利于胃肠功能的改善。

2. 治疗

（1）及时治疗肛裂、肛周感染等疾病。

（2）有便秘者及时前往医院消化内科、中医科就诊，查明病因，按医嘱治疗。

预防便秘的方法 8"不"口诀

（1）不要边上厕所边看报纸、书。

（2）不要熬夜吃宵夜。

（3）不要酗酒、抽烟。

（4）不要乱吃泻药。

（5）不要过度节食。

（6）不要常吃快餐或便当。

（7）不要总是开车、坐车，不走路。

（8）不要为了工作或压力忍住便意。

原发性高血压

一、疾病简介

原发性高血压指病因未明、以体循环动脉血压升高为主要表现的临床综合征。在静息状态下，动脉收缩压≥140 mmHg（18.7 kPa）

和(或)舒张压≥90 mmHg(12.0 kPa),常伴有脂肪和糖代谢紊乱,以及心、脑、肾和视网膜等器官功能性或器质性改变。

分类	收缩压/mmHg		舒张压/mmHg
正常血压	<120	和	<80
正常高值	120～139	和(或)	80～89
高血压	≥140	和(或)	≥90
1级高血压(轻度)	140～159	和(或)	90～99
2级高血压(中度)	160～179	和(或)	100～109
3级高血压(重度)	≥180	和(或)	≥110
单纯收缩期高血压	≥140	和	<90

二、与职业相关的病因

(1) 性别:男性居多,男性患病高于女性。

(2) 精神心理因素:精神紧张,不良的精神刺激、噪声等均可能影响血压水平。

(3) 不规律的饮食习惯,大量饮酒,长期喝浓咖啡,膳食中缺少钙等可促使血压增高。

(4) 吸烟:烟草中烟碱和微量元素镉含量较高,吸入过多的烟碱和镉可导致血压升高。

(5) 肥胖和超体量:工作时间长、长期站立、压力大,缺乏规律的运动习惯。

三、常见症状

(1) 起病隐匿,进展缓慢,初期很少有症状。

(2) 一般症状:头晕、头胀、失眠、健忘、耳鸣、乏力、多梦、易激动。

（3）靶器官损害：

① 心脏：高血压是冠心病主要危险因子，合并冠心病可出现心绞痛、心肌梗死等症状；

② 肾脏：夜尿增多，严重肾损害时可出现慢性肾功能衰竭症状；

③ 脑：头痛、眩晕、头胀、眼花等。血压骤然升高可产生高血压脑病，出现剧烈头痛、呕吐、视力减退、抽搐、昏迷等脑水肿和颅内高压症状。

四、预防与治疗

1. 预防

（1）减轻精神压力，保持心理平衡。

（2）减少钠盐摄入：

① 每日钠盐摄入应逐渐减至 6 g 以下，建议使用可定量的盐勺；

② 减少味精、酱油等含钠盐的调味品用量；

③ 少食或不食含钠盐量较高的各类加工食品，如咸菜、火腿、香肠及各类炒货；

④ 增加蔬菜和水果的摄入量；

⑤ 肾功能良好者，使用含钾的烹调用盐。

（3）控制体重：

① 减轻体重：按中国标准 BMI≥23 时称为超重，BMI = 体重（kg）÷ 身高（m）的平方；

② 饮食：遵循平衡膳食原则，控制高热量食物（高脂肪食物、含糖饮料及酒类等）的摄入，适当控制主食（碳水化合物）用量；

③ 运动：规律的中等强度的有氧运动是控制体重的有效方法。

（4）戒烟、限酒。

（5）体育锻炼：每天应进行 30 min 左右适当的体力活动；每周 1 次以上的有氧体育锻炼，如步行、慢跑、骑车、游泳、做健美操、跳舞和非比赛性划船等。

合理的活动安排：

① 5～10 min 的轻度热身活动；

② 20～30 min 的耐力活动或有氧运动；

③ 放松阶段，约 5 min，逐渐减少用力，使心脑血管系统的反应和身体产热功能逐渐稳定下来。

2. 治疗

（1）非药物治疗：改善生活方式。

（2）高血压是一种终身性疾病，一旦确诊后应坚持终身治疗。

原发性高血压治疗原则

（1）合理膳食。

（2）适量运动。

（3）戒烟限酒。

（4）心理平衡。

（5）自我管理。

（6）按时就医。

（7）尽量吃素，如芹菜、黑木耳等。

冠心病

一、疾病简介

冠心病是冠状动脉粥样硬化性心脏病的简称。心脏大部分的血液供应来自于冠状动脉，由于脂质代谢异常，血液中的脂质沉着在原本光滑的动脉内膜上，使管腔发生堵塞及冠状动脉功能性的改变，导致心

肌缺血、缺氧而引起的心脏病，亦称为缺血性心脏病。冠心病由于发病率高，病死率高，严重危害着人类的身体健康，从而被称作是"人类的第一杀手"。

二、与职业相关的病因

（1）年龄与性别：45 岁以上的男性，55 岁以上或者绝经后的女性。

（2）寒冷冬季长期高强度工作引发劳累、情绪激动等。

（3）血脂异常、高血压、糖尿病。

（4）吸烟、超重、肥胖、缺乏运动。

三、常见症状

（1）心绞痛：外出工作、饱餐、寒冷时发生心慌、气短、疲劳

和呼吸困难感。

（2）心绞痛的特征：

① 疼痛部位：胸骨后；

② 疼痛放射：向下颌、左上肢、左肩放射；

③ 疼痛性质：压榨性，烧灼样；

④ 疼痛持续时间：1～5 min，不超过 15 min；

⑤ 诱因：劳累、寒冷或饱餐；

⑥ 疼痛缓解方式：休息、舌下含化硝酸酯类。

（3）熟睡或噩梦过程中突然惊醒。

（4）用力排便时出现心慌、胸闷、气急或胸痛不适等。

（5）反复出现脉搏不齐，过速或过缓。

四、预防与治疗

1. 预防

（1）生活要有规律，避免精神过度紧张和情绪波动。

（2）少吃动物脂肪和胆固醇含量高的食物，如蛋黄、鱼子、

吃最少
脂肪、油及糖类
（每日＜25 g）

吃适量
奶酸乳品
（每日100 g）

吃多些
蔬菜及瓜类
（每日400～500 g）

吃最多

瘦肉、家禽类、鱼类、
豆类及蛋类
（每日125～200 g）
（豆制品每日50 g）

水果类
每日（100～200 g）

谷类、大米、
面包、粉面类
（每日300～500 g）

动物内脏等，多吃鱼、蔬菜、水果、豆类及其制品。

（3）糖类食品应适当控制。限制食盐，每日 5 g 以下。

（4）参加适当的体力劳动和体育活动，如散步、打太极拳、做广播操等。肥胖者要逐步减轻体重。

（5）不吸烟，不酗酒。

（6）有冠心病者常备缓解心绞痛的药物，如硝酸甘油片以便应急服用。

2. 治疗

（1）出现疼痛后立即休息，及时前往心内科治疗。

（2）持续疼痛或服药不能缓解，应立即送医院急诊。

（3）积极治疗高血压、糖尿病、高脂血症等与冠心病有关的疾病。

果然"高处"不胜寒。

心绞痛的诱发因素：

（1）以体力劳累为主，其次为情绪激动。

（2）登楼、平地快步走、饱餐后步行、逆风行走。

（3）用力大便，将臂举过头部的轻微动作。

（4）暴露于寒冷环境、进食冷饮。

（5）情绪变化，都可诱发。

脂肪肝

一、疾病简介

随着我国生活水平提高、饮食结构变化,脂肪肝越来越受到大家的关注。脂肪肝又叫脂肪性肝病,是在多种病因的作用下(四大病因是肥胖症、慢性酒精中毒、糖尿病、高脂血症),肝细胞出现脂肪变性,脂肪在肝脏堆积过多,超过肝脏重量的 5%,或肝活检有 30% 以上肝细胞有脂肪变性且呈弥漫性分布于全肝,称为脂肪肝。

脂肪肝 注意:肝脏体积渐渐增大,颜色渐渐变黄,因脂肪充满而表面油腻有光泽	重度脂肪肝 注意:上图是脂肪肝较严重的一种级别,更常见于不正确的饮食,过量酗酒或肥胖

二、与职业相关的病因

（1）不良饮食习惯:长期喜欢吃油炸、肥肉。

（2）不良生活习惯:因为工作的性质站的太久,所以不喜欢运动。

（3）有糖尿病、高脂血症、怀孕、高尿酸血症者。

（4）肥胖。

（5）服用某些对肝脏损害的药物，如四环素、泼尼松、雌激素等。

（6）遗传因素：有脂肪肝家族史者。

三、常见症状

（1）早期：没有明显的临床症状。

（2）部分人有消化系统表现：恶心、呕吐、乏力疲倦、腹胀和右上腹不适。

（3）进一步发展，可出现黄疸、腹水、静脉曲张和下肢水肿等。

（4）极少数人在肝硬化的基础上可并发肝癌，出现肝区疼痛、肝区包块等。

四、预防与治疗

1. 预防

（1）饮酒者戒酒。

（2）肥胖者要控制体重，逐渐减肥，忌快速减肥。

（3）坚持锻炼，改变多坐少动的不良生活方式：

① 采用中等量的有氧运动：散步、小跑、跳舞、网球、游泳、羽毛球、爬山等；

② 运动时脉搏不超过（170－实际年龄）次/分为宜。

（4）合理的膳食，改变不良的饮食结构：

① 避免高脂肪、高胆固醇、高热量饮食，少吃动物内脏如猪肝、猪脑、猪肾等、油炸、油煎食物。禁食黄油、猪油、肥肉；禁用甜食，不吃巧克力，每天吃多糖的食品不应超过 250 g；

② 烹调时尽量少用油，用橄榄油、葵花籽油、豆油、芝麻油、菜籽油等植物油，忌用动物油，每天用油量不超过 10 g。多用蒸、煮、炖、氽、熬、拌等烹调方法；

③ 适当进食一些有抗脂肪肝作用的食物：燕麦、玉米、海带、大蒜、苹果、牛奶、洋葱、甘薯、花生、山楂、胡萝卜等，这些食物有助于降低血脂和胆固醇、保持大便通畅。

（5）糖尿病患者要控制血糖。

（6）高血脂患者应合理用药降低血脂。

（7）避免接触化学毒物和使用激素等药物。

2. 治疗

（1）查找病因，去除诱因，积极治疗原发疾病。

（2）饮食治疗，节制饮食。

（3）运动治疗，控制体重。

（4）心理治疗：保持良好的心态，消除恐惧心理和焦虑的情绪。

（5）药物治疗：遵医嘱予以保肝、降酶、调脂药物。

食 疗

茶：降低血脂和胆固醇水平，增强微血管壁的韧性，抑制动脉粥样硬化。

牛奶：含较多的钙质，能抑制人体内胆固醇合成酶的活性，也可减少人体对胆固醇的吸收。

燕麦：含极丰富的亚油酸和丰富的皂甙素，可降低血清总胆固醇、甘油三酯和 β - 脂蛋白，防止动脉粥样硬化。

　　海带：含有丰富的牛磺酸和纤维褐藻酸，可降低血液中的胆固醇和抑制肠道中脂肪酸的吸收。

　　苹果：含有丰富的果胶，可以促进肠道的排泄。

　　玉米：含有丰富的钙、硒、卵磷脂、维生素 E 等，具有降低血清胆固醇的作用。

高脂血症

一、疾病简介

　　由于脂肪代谢和运转异常而使血液内脂质水平高于正常范围称高脂血症，又称为高脂蛋白血症。通常血脂包含胆固醇、甘油三酯、类脂。血脂异常以及与其他心血管风险因素相互作用导致动脉粥样硬化，增加心脑血管疾病的发病率和病死率。防治血脂异常对提高生命质量、延长寿命具有重要意义。

二、与职业相关的病因

（1）工作时间长，长期饮食不规律，进食过油腻的食物。

（2）日常工作繁忙，体育锻炼活动时间不足。

（3）年龄的增加。

（4）吸烟、酗酒。

（5）遗传因素。

（6）继发于某些疾病：糖尿病、肝肾疾病、甲状腺功能减退症等。

三、常见症状

（1）多数患者无明显的症状和体征，常在体检时发现。

（2）黄色瘤：最常见的是眼睑周围扁平黄色瘤，由于脂质局部沉积引起。

（3）胰腺炎：部分家族性血脂异常的人群可发生，腹部剧烈疼痛，恶心，呕吐。

（4）高血压：常见头晕，头痛、注意力不集中。

四、预防与治疗

1. 预防

（1）定期体检，积极配合治疗。

（2）合理安排作息，定时进餐。

（3）戒烟，适量饮酒，禁烈性酒。

（4）合理饮食，不宜暴饮暴食，改变饮食结构：

① 食用高纤维、低脂肪、低胆固醇、低热量新鲜的植物蛋白质：大豆、花生、小麦、玉米、菜籽、葵花籽等；

② 食用富含植物蛋白质的蔬菜：西兰花、豌豆、菠菜、紫甘蓝等；

③ 适量食用具有降脂的食物：杏仁、红豆、黄豆；

④ 减少饱和脂肪酸及胆固醇的摄入：奶油、猪油、黄油、蛋黄、动物内脏、猪皮、鸡皮等。

（5）增加有规律的体力活动，控制体重：

① 保持规律的活动，每日步行 3 km 或 5 000 步以上；

② 根据个人情况选择有兴趣的体育活动：打羽毛球、慢跑、骑自行车、游泳、爬山等；

③ 坚持锻炼，每周至少 5 次，每次 30 min 左右；

④ 运动时脉搏不超过（170－实际年龄）次/分为宜。

（6）有高危因素的人群应警惕：

① 有高脂血症家族史者；

② 已患有糖尿病、冠心病、体重超标的肥胖人群；

③ 40 岁以上男性或绝经期后女性。

2. 治疗

（1）及时就医：

① 有腹痛、头晕头痛等并发症状时应及时就医；

② 定时体检，发现异常应门诊查找原因，对症处理。

（2）遵医嘱使用降脂调脂药物。

减脂粥

山楂粥

原料：山楂 30～45 g(或鲜山楂 60 g)，粳米 100 g，砂糖适量。

制作：将山楂煎取浓汁，去渣，同洗净的粳米同煮，粥将熟时放入砂糖，稍煮 1～2 沸即可。

用法：作点心热服；10 日为 1 疗程。

注意：不宜空腹及冷食。

泽泻粥

原料：泽泻 15～30 g，粳米 50～100 g，砂糖适量。

制作：先将泽泻洗净，煎汁去渣，入淘净的粳米共煮成稀粥，加入砂糖，稍煮即成。

用法：每日 1～2 次，温热服。

关节炎

一、疾病简介

关节炎发生在人体关节及其周围组织的炎性疾病，可分为数十种。我国的关节炎患者有 1 亿以上，且人数在不断增加。主要表现为关节的红、肿、热、痛、功能障碍及关节畸形，严重者可导致关节残疾，影响患者生活质量。

二、与职业相关的病因

（1）长时间站立，关节处于紧张状态。

（2）长期户外工作，风雨寒冷天气时，透骨的湿寒直接侵袭关节。

（3）关节长期受到轻微的不容易注意的外伤，过度的不适当运动。

（4）肥胖增加关节负担。

三、常见症状

（1）关节疼痛为最主要表现。

（2）关节周围肿胀、发热。

（3）功能障碍：关节疼痛及炎症引起关节周围组织水肿，导致活动受限。长期的活动受限，可能会导致永久性的功能丧失。

（4）关节僵直：关节经过休息后和活动状态下，转为再次活动起动时，感到关节不适，发涩，关节活动有障碍。

四、预防与治疗

1. 预防

（1）避免诱发关节炎发病的环境因素，雨雪天气可佩戴护膝护肩等做好防护，以免关节长期暴露于湿冷环境中。

（2）养成良好的生活方式，科学合理饮食，避免营养缺乏和肥胖。

（3）戒烟、限酒，以免诱发类风湿关节炎。

（4）适量活动，避免关节长时间保持统一姿势。

（5）适量运动，增强体质，增强机体免疫力。

（6）保持乐观、稳定的心态。

2. 治疗

（1）及时治疗：出现症状及时就诊于骨科、风湿科。

（2）外科手术治疗：关节矫形、关节置换等。

（3）物理治疗：电疗（低频脉冲电疗、中频电流疗法、高频电疗）、光疗（红外线、紫外线）、冷疗等。

（4）康复、职业训练：在康复专科医师指导下进行功能锻炼，调整生活方式。

（5）心理疗法：保持乐观的情绪，消除抑郁状态。

高嘌呤食物，急性期、缓解期的痛风患者均禁用食品：动物的脑、心、肾、肝与鹅肉、鸡、肉末、肉汤、小鱼干、乌鱼皮、乌贼鱼、鲨鱼、鳕鱼、海鳗、海参、带鱼、沙丁鱼、蛤蜊、牡蛎、干贝、蚝贻贝、鲢鱼、鲤鱼、鱼子、豆苗、黄豆芽、芦笋、菜花、紫菜、香菇、鸡汤、酵母与酒类。

中嘌呤食物，缓解期的患者少量食用。这类食物有：鱼、肉、禽、贝类、虾、螃蟹、干豆类、扁豆、豆腐以及笋干、金针菜、银耳、龙须菜、菠菜、蘑菇、芦笋、花生、腰果、芝麻等。

少嘌呤食物，不必严格控制：五谷类的大米、大麦、小麦、燕麦、面包、面条、高粱、玉米、马铃薯、甘薯、通心粉，淀粉，蛋类的鸡蛋、鸭蛋、皮蛋，奶类的牛奶、乳酪、冰淇淋，饮料类的汽水、巧克力、可可、咖啡、麦乳精、果汁、茶、蜂蜜、果冻，以及杏仁、核桃、榛子、糖、果酱、蜂蜜、植物油、咖啡、菜、可可、苏打水。

风湿病

一、疾病简介

风湿病是一组侵犯关节、骨骼、肌肉、血管及有关软组织或结缔组织为主的疾病,呈急性或慢性结缔组织炎症。最常累及心脏和关节,其次是皮下、浆膜、血管和脑。临床上,除有心脏和关节症状外,常伴有发热、皮疹、皮下结节、小舞蹈病等症状和体征。

二、与职业相关的病因

（1）交警日常执勤时多受恶劣天气影响,风冷、潮湿。

（2）出勤要求骑摩托车关节长期受风侵袭。

（3）长期户外工作,大量紫外线辐射可以诱发风湿病。

三、常见症状

（1）关节疼痛、肿胀,乏力。

（2）晨僵：晨起时,关节出现较长时间(数半小时)僵硬,如胶黏着的感觉,在适当的活动后逐渐减轻。

（3）关节畸形和功能障碍。

四、预防与治疗

1. 预防

（1）户外执勤时一般要站立时应尽量挺胸、收腹,避免懒散松弛的驼背姿态。

（2）外出注意防寒保暖，居住的房屋最好向阳、通风、干燥。

（3）出汗较多时，须用干毛巾及时擦干，衣服汗湿后应及时更换，避免受风寒湿侵体。

（4）需要长期户外工作时做好防晒的防护。

（5）洗濑宜用温水，睡前洗脚，促使下肢血流通畅、消肿痛、除风湿。

（6）坚持体育锻炼以增强体质，提高抗病能力。

2. 治疗

（1）有明显的关节红、肿、热、痛者，要立即去医院内分泌科就诊，卧床休息2～3周。

（2）积极配合医嘱治疗，坚持进行关节功能锻炼。

缓解晨僵手部操

（1）握拳：每天清晨起床之前，在床上进行握拳动作，速度不宜过快，但握时应用力握紧，每天做50～100次。

（2）分开手指：起床之前做此动作，和握拳交替练习，每天做50～100次。

（3）双手温水浴：起床后可将双手浸泡温水20 min，水温保持在50℃左右。

（4）腕关节屈伸练习：起床后活动腕关节，一般次数不应过多，30次左右即可。

心理问题

一、疾病简介

作为维护社会治安的警察们，由于其职业的特殊性，在生活和工作中也都会不同程度地存在着心理压力与危机，一旦心理压力得不到及时缓解、心理疾病未得到及时治疗，就有可能引发悲剧的发生。

警察职业活动中，在大量的负性社会事件的作用下，产生较强烈的生理紧张与内心不平衡（内驱力）状态，容易产生心理问题。

二、与职业相关的病因

（1）外部刺激性事件：

① 警力严重不足，长期超负荷大能量的工作导致民警心理失衡；

② 职业本身的压力过大，社会关爱不足，导致民警心理失衡；

③ 警察面对诸如家属待业较多、经济来源较少、职级晋升慢等现实情况，当民警的付出与回报、期望出现反差、愿望未能实现或者困难长期得不到解决时，一些民警可能会失去心理平衡；

④ 警务政绩判定存在的某些失当导致民警心理失衡。

（2）主体心理方面因素：

① 客观现状如办公经费拮据、装备落后等，加重了警察的执法难度、风险及自我需要相对不满足而出现的心理压力；

② 在面对现代社会强烈心理冲击的情况下，警察挫折承受能力、情绪稳定性、自我控制力等心理品质相对不足。

三、常见症状

（1）心理问题基本表征都集中地反映为情绪性障碍，即焦虑与恐惧。

（2）在执法活动中，较容易出现态度冷硬、行为粗暴、冲动时开枪伤人、刑讯逼供等，甚至由于病态观念而产生政治上的不坚定，对理想与事业的冷漠，或进一步导致人格发展的偏离、人格障碍，以及心理问题与职业效能的恶性循环或者警察心理严重恶化（自我封闭、自杀倾向与极端的攻击性倾向）。

四、预防与治疗

1. 预防

（1）积极参加职业心理学知识的学习，参与系统的心理训练如自信心训练、意志力训练、情绪稳定性训练、抗诱惑训练、心理承受能力训练、个性和谐塑造、人际交往策略训练等。

（2）心理压力最好的排解方法就是宣泄，当面对或处理某件危机事件后，积极参加有计划的、系统的心理辅导。

（3）进食富含色氨酸的食物时，与碳水化合物含量多的食物，如米饭、面食、蔬菜及水果一起食用，有助色氨酸消化、吸收和供大脑利用。

（4）经常食用鱼肉尤其是深海鱼等富含 ω - 3 脂肪酸的食物，可以消除焦虑紧张情绪、振奋精神。

（5）合理地安排生活、工作时间，正视自己的精力，凡事不要勉强。

2. 治疗

（1）普通心理问题，属于心理失衡范畴，可以心理咨询或运用心理平衡术得到适应性解决，可以在心理专业人员的辅导下进行，也可以由警察人员掌握后自我独自进行。

（2）严重的心理问题，即精神异常（心理障碍），需要由专业人员给予心理治疗来解决。

心理压力排解
（宣泄）

（1）认清楚压力来源，有无认识上的盲目性和误区，这需要多与人交流沟通。

（2）学会换角度看问题。

（3）做一些放松训练，如深呼吸，听轻缓的音乐，唱歌，到不会影响别人的地方喊几嗓子，哪怕是哭出来。

（4）多参加自己感兴趣的集体活动、体育运动，尽情宣泄一下，出一身汗，就轻松多了。

痔 疮

一、疾病简介

痔是人体直肠末端黏膜下和肛管皮肤下静脉丛发生扩张和屈曲所形成的柔软静脉团，是一种常见的肛肠疾病，又名痔疮、痔核、痔病、痔疾等。任何年龄都可发病，但随着年龄增长，发病率逐渐增高。肛门静脉壁因炎症侵犯后，常因便秘、排便用力过大或持续剧烈运动，引起痔下静脉破裂出血和血栓形成。

二、与职业相关的病因

（1）工作要求长期站立，直立体位受地心引力作用易导致痔疮发生。

（2）长期站立、憋尿，易发生前列腺肥大，导致外痔的形成。

（3）不良饮食习惯，如过食肥甘厚味、辛辣刺激食物容易引起外痔。

三、常见症状

（1）自觉肛缘出现肿块。

（2）肛门部位剧痛，且行走不便，坐立不安。

肛门疼痛

（3）在排便或剧烈活动后，感到肛门有突起的肿块，疼痛剧烈，活动受限，甚至坐卧不安。

（4）便血：轻者多为大便或便纸上带血，继而滴血，重者为喷射状出血，便血数日后常可自行停止。

（5）瘙痒：肛门周围往往有瘙痒不适，甚至出现皮肤湿疹。

四、预防与治疗

1. 预防

（1）合理的饮食：日常饮食中应保持一定数量的"食物纤维"食品，如燕麦片、黑面包、蔬菜，水果和豆类。节制辛辣刺激性食物或调味品，如酒、辣椒、芥末、咖喱、酒和含酒饮料。

（2）良好排便习惯的建立：最好在每天清晨起床或早餐后，利用"起立反射"及"胃结肠反射"引起排便。排便时不要看书，久蹲，同时要尽力缩短排便时间，特别是排便时间不能过长。

（3）提肛运动：每天有意识收提肛门 1～2 次，每次约 5 min，有利于预防痔的发生。

（4）适当的体育锻炼：尤其是从事久坐久立工作者应较多地参加一些体育活动，如工间操，打太极拳和练气功等，这可抵消体位的不利因素。

用水才干净

（5）注意肛门部清洁：每次大便后最好用温水清洗，切勿用硬纸擦拭，防止外伤，养成每次便后清洗的习惯。

2. 治疗

（1）目前常以手术切除或手术切开剥离血栓治疗为主。

（2）针对血栓性外痔在发病短时间内，疼痛加重、肿块无缩小趋势者，应及时送至肛肠专科医院进行手术治疗。

提肛运动

功效：提肛运动能改善局部血液循环，改善肛门括约肌功能，预防肛门松弛，对防治期痔疮和脱肛颇见功效

方法：可采用站立或者端坐姿势。像忍大便一样，将肛门向上提，然后放松，接着再往上提，一提一松，反复进行。站、坐、行均可进行，每次做提肛运动 50 次左右，持续 5～10 min 即可。

交警职业健康指南

冬篇

小至

天时人事日相催　　冬至阳生春又来
刺绣五纹添弱线　　吹葭六管动浮灰
岸容待腊将舒柳　　山意冲寒欲放梅
云物不殊乡国异　　教儿且覆掌中杯

——杜甫

冻 伤

一、疾病简介

冻伤是由于寒冷潮湿作用引起的人体局部或全身损伤。轻时可造成皮肤轻微损伤，要及时救治；重症时可致永久性功能障碍，需到医院进行专业救治；严重时可危及生命，需紧急抢救。

二、与职业相关的病因

（1）户外工作长期暴露在低温寒冷的环境中是造成冻伤的主要因素。

（2）局部血液循环发生障碍，使热量减少。如：执勤时长时间站立。

（3）冻伤与身体素质和当时的身体状况有关。如：疲劳、虚弱、紧张、饥饿、创伤等均可减弱人体对外界温度变化调节和适应能力，使局部热量减少。

三、常见症状

冻伤分为全身冻伤和局部冻伤两种。

（1）全身性冻伤可出现寒战、四肢发凉，体温逐步下降，感觉麻木，神志模糊，反应迟钝，严重者可昏迷直至死亡。

（2）局部冻伤又分为三度：

Ⅰ度：损伤发生在表皮层，皮肤红肿充血，自觉热、痒、灼

痛。如不继续受冻,症状数日后即可消失,不留瘢痕;

Ⅱ度:损伤达真皮层,除红肿充血外还有水泡,疼痛剧烈,感觉迟钝,1～2日后水泡可吸收,2～3周愈合,不留瘢痕;

Ⅲ度:损伤达全皮层,严重者深达皮下组织、肌肉、骨骼,甚至整个肢体坏死。开始时皮肤变白,以后逐渐变褐色直至黑色,组织坏死。坏死组织脱落后,可留有溃疡经久不愈。

四、预防与治疗

1. 预防

(1) 做好防冻的宣传教育,提高思想认识,加强锻炼,增强体质,提高耐寒能力;有计划、循序渐进地组织耐寒锻炼,如组织爬山、跑步等,坚持冷水洗手,洗脸,洗脚和擦浴(应从热天开始)。

(2) 掌握冻伤规律,抓住防冻重点:

① 容易发生冻伤的天气,主要是冷天和大风天,特别是气温骤变的天气。

② 易冻部位,主要是身体暴露部位和肢体末端,如手、足、耳、鼻、颜面等。

③ 易发冻伤的时机,多在单独执勤、特别是在指挥交通时往往很少走动或站立不动。

(3) 加强防冻保暖措施,入冬前维修门、窗、空调。衣着应温暖不透风,且松紧适度,鞋袜不能过紧。勤换鞋袜、鞋垫,尤其是"汗脚"的更应注意;勤活动手足,揉搓。

(4) 积极改善伙食,饮食时间合理安排,间隔不宜太长,注意质量,并保证吃热食。

2. 治疗

早期治疗的目标是迅速恢复温度,防止进一步暴露在寒冷环境中。

(1) 用衣物或用温热的手覆盖受冻的部位或其他身体表面使之保持适当温度。

(2) 切记不可使用冰块擦拭冻僵的肢体、干热或缓慢复温,这都将进一步损伤组织。

(3) 迅速复温是冻伤急救治疗的关键。快速复温方法是:用 $40\sim42℃$ 的恒温热水浸泡患处(冻僵患者可进行全身浸泡),在 $15\sim30$ min 内体温迅速提高到接近正常的水平(浸泡至甲床潮红、肢体有温感为止)。复温后将患者卧床,患处包裹衣物、毛毯等保暖。

个人防冻"七勤六不要"

七勤:

勤行耐寒锻炼

勤备防寒物品

勤换鞋袜、鞋垫

勤用热水烫脚

勤活动手脚、揉搓面额

勤互相督促

勤交流防冻经验

六不要：

不要穿潮湿过紧的鞋袜

不要长时间静止不动

不要在无准备时单独外出

不要赤手接触低温金属

不要用火烤、雪搓或冷水浸泡受冻部位

不要酗酒

干　眼

一、疾病简介

干眼症又称结膜干燥症，各种原因引起的泪液的质和量或动力学的异常，导致泪膜不稳定和眼表组织病变，并伴有眼部不适症状为特征的一类疾病。其发病与卫生条件和环境状态关。

二、与职业相关的病因

（1）长期处于不良环境中：烟雾、紫外线、空气污染、空调和气候干燥，这些都可增加泪液的蒸发，从而导致眼睛干涩。

（2）长期使用电子屏幕，眨眼减少。

（3）对于泪腺功能降低的治疗不及时。

（4）佩戴隐形眼镜会加速泪液的蒸发。

维生素A

三、常见症状

（1）眼部干涩感、异物感、烧灼感、刺痛感。

（2）眼部痒感、畏光、眼红。

（3）视物模糊、视物疲劳。

干涩感　　　　灼烧感　　　　刺痛感

四、预防与治疗

1. 预防

（1）常备眼药水，定期补水增加眼睛湿润，维持功能正常。

（2）减少眼部疲劳，注意适当休息。

（3）减少直视监视器、显示屏的时间，尤其是在阳光直接照射的情况下。

（4）避免眼睛直接接触吹风机，热烘机，电风扇。

（5）冬季室内增设加湿器。

（6）少接触空调及烟尘环境等，戴太阳镜抵抗强大的紫外线;多风的日子戴眼镜。

（7）补充维生素 A、维生素 C、维生素 D,多吃豆制品、鱼、牛奶、核桃。

2. 治疗

（1）积极改善工作和生活环境。

（2）出现症状时,及时至眼科进行专科治疗。

缓解眼疲劳
补足营养素

维生素 A:维持眼角膜正常,增强在暗光中视物能力的作用。富含维生素 A 食物:动物性食品,如动物肝脏、蛋、奶、鱼肝油、黄油等;胡萝卜素,如胡萝卜、菠菜、莴苣叶、韭菜、空心菜、豌豆苗、苜蓿、南瓜、番茄、苋菜、枇杷、紫菜和青豆等。

维生素 B_2:维持视网膜和角膜的正常代谢。富含维生素 B_2 的食物:动物肝脏、心、肾、蛋黄、奶油和有色蔬菜。

维生素 C:是组成眼球晶状体的成分之一。富含维生素 C 的食物:如新鲜的蔬菜和水果等,其中尤其以青椒、黄瓜、菜花、小白菜、鲜枣、生梨和橘子等含量最高。

急性支气管炎、肺炎

一、疾病简介

急性支气管炎是指感染、物理、化学、过敏等因素引起的气管-支气管黏膜的急性炎症,多见于寒冷季节或气候突变时。炎症未控制,侵及肺实质的炎症为肺炎,是呼吸系统的常见病,在我国发病率高,在各种死因中占第5位。

二、与职业相关的病因

（1）长期户外工作,吸入过冷空气、粉尘、刺激性气体或烟雾。

（2）户外工作时受凉或淋雨。

（3）工作压力大,机体抵抗力下降。

三、常见症状

1. 急性支气管炎

（1）呼吸道感染症状:鼻塞、流清涕、咽痛、声音嘶哑等。

（2）咳嗽、咳痰:咽部发痒伴刺激性咳嗽,晨起或吸入冷空气、刺激性气体时加剧或诱发咳嗽,先为干咳,1~2天咳少量黏液性痰,2~3天后痰液由黏液性转为黏液脓性。

（3）胸痛:咳嗽剧烈时伴胸骨后疼痛。

2. 肺炎

（1）寒战、高热:体温可高达39~40℃,伴有头痛、全身肌肉酸软、食欲缺乏。

（2）咳嗽、咳痰:早期刺激性干咳,继而咳白色黏液痰或血丝痰,1~2天后咳黏液血性痰、铁锈色痰、脓性痰。

（3）胸痛:剧烈胸痛,呈针刺样,可向肩或腹部放射。

（4）呼吸困难:肺实变致通气不足时可出现口唇发绀、气促。

（5）少数有恶心呕吐、腹胀或腹泻等胃肠道症状。

四、预防与治疗

1. 预防

(1) 预防上呼吸道感染。

(2) 合理的体育锻炼,增强体质,增加机体免疫力:散步、慢跑、打太极拳等。

(3) 多做深呼吸、扩胸运动锻炼肺功能。

(4) 戒烟,避免吸入刺激性粉尘及气体,外出时戴口罩。

(5) 天气变化时注意防寒保暖。

(6) 补充营养,选择高蛋白,高碳水化合物,富含维生素 A、维生素 E 的低脂肪的食物:鲜鱼、瘦肉、牛羊肉、胡萝卜、西红柿、鸡蛋、苹果、香蕉、梨等。

2. 治疗

(1) 及时就医:有发热,明显咳嗽、咳痰、胸痛时应及时前往医疗机构的呼吸科就诊。

(2) 配合治疗:炎症的治疗需要患者积极配合,坚持完成治疗方案。

(3) 加强营养,增加机体抗感染能力。

(4) 戒烟限酒。

改善和增强肺功能的卧式呼吸操

(1) 仰卧,两手握拳,肘关节屈伸 5～10 次,平静深呼吸 5～10 次。

(2) 两臂交替向前上方伸出,自然呼吸 5～10 次;膝关节交替屈伸 5～10 次。

（3）两腿屈膝、双臂上举外展并深吸气，两臂放回体侧时呼气，做 5～10 次。

（4）先用鼻吸气一大口，然后用唇呈吹口哨状用力呼气，做 5～10 次。

（5）两腿屈膝，一手放在胸部，一手放在腹部，吸气时腹壁隆起，呼气时腹壁收缩，做 5～10 次

慢性阻塞性肺疾病

一、疾病简介

慢性阻塞性肺疾病简称慢阻肺（COPD）是全世界范围内发病率和病死率最高的疾病之一，是一组以持续气流受限为特征的疾病。寒冷季节多发，呈进行性发展，严重影响患者的劳动能力和生活质量。但 COPD 也是一种可以预防和治疗的慢性气道炎症性疾病。

二、与职业相关的病因

（1）吸烟是最为重要的发病因素。

（2）大气污染，吸入刺激性烟雾、尾气等。

(3) 长期户外工作,反复长期呼吸道感染。

三、常见症状

(1) 慢性咳嗽,以晨间咳嗽为主,夜间有阵发性咳嗽或排痰。

(2) 咳痰:一般为白色黏液样或泡沫样痰,伴发感染时可咳脓性痰。

(3) 气短、喘息:早期在劳累时出现,后逐渐加重以致日常活动甚至休息也感到气短,部分患者出现喘息,多于寒冷季节加重。

四、预防与治疗

1. 预防

(1) 戒烟,是早期干预的重要措施,在疾病的任何阶段戒烟都有益于防止 COPD 的进展,吸烟者的吸烟依赖性治疗包括家庭社会的支持和尼古丁替代疗法等。

(2) 减少有害气体或有害颗粒的吸入,脱离粉尘、刺激性气体的污染环境,做好呼吸防护措施、戴口罩。

(3) 预防感冒,避免呼吸道感染。

(4) 坚持体育锻炼,增强体质,可以持之以恒进行呼吸功能锻炼,改善呼吸功能。缩唇呼吸:锻炼呼吸肌功能,增强呼吸肌的活动能力和协调能力,每日 3～4 次,每次 15～30 min。方法:

① 取端坐位,双手扶膝盖;

② 舌尖轻顶上腭,用鼻子慢慢吸气,默数 1～3;

③ 舌尖自然放松,嘴唇撅起如吹口哨般,慢慢向前吹气,默数 1～6,维持吐气时间是吹气时间的 2 倍。

(5) 饮食宜清淡,不宜过饱、过咸,慎食辛辣食物,少用海鲜及油煎品,以免刺激气道。

（6）对高危因素人群定期进行肺功能监测，尽可能早期发现及时予以干预。

2. 治疗

（1）当你第 1 次出现呼吸不顺畅或者持续咳嗽 1 个月以上，应及时前往医疗机构的呼吸科就诊。

（2）当你存在如下 5 个问题中的 3 个以上，就应行肺功能检查。

① 是否经常咳嗽？

② 是否经常咳痰？

③ 是否比同龄人更容易发生气短？

④ 年龄是否超过 40 岁？

⑤ 现在是否吸烟或者是曾经吸过烟？

（3）药物＋其他配合治疗（氧疗、肺康复治疗）。

（4）流感疫苗可以减少 COPD 患者出现严重疾病和死亡的概率。

戒烟小妙招

（1）主动承诺戒烟。

（2）避免含有咖啡因的咖啡、茶或可乐饮料——咖啡因与尼古丁有密切关系。

（3）避免到酒吧或参加宴会，避免与有烟瘾的人在一起。

（4）饮食要平衡简单，不要吃得太多。吃新鲜的水果，蔬菜或喝果汁。

（5）去除所有与烟草相关的装置，在戒烟日前把所有的衣服和车洗干净。

（6）确保和争取同事、朋友和家庭的支持，以鼓励戒烟和保持戒烟状态。

（7）有强烈抽烟欲望时去沐浴一次，最好就是淋浴。

（8）在平日没有抽烟欲望的时候，寻求可以代替的办法，如吃糖果，或者吃口香糖。

（9）尽量保持情绪的轻松，精神的愉快，避免过大的压力和紧张情绪。

前列腺炎

一、疾病简介

前列腺炎是 50 岁以下的男性最常见的泌尿系统疾病。由

健康状态

前列腺肿大

小腺管堵塞，致病菌大量繁殖

肿大变形的小腺管

于感染所致的急慢性炎症，从而引起的全身或局部症状。患者出现盆骨区域疼痛或不适、排尿异常等症状。

二、与职业相关的病因

（1）与吸烟、喝酒、进食辛辣食品有关。

（2）长期骑自行车或摩托车引起前列腺长期充血。

（3）受凉、疲劳等导致机体免疫力下降。

（4）长期精神紧张。

三、常见症状

（1）疼痛或者不适应症状，主要表现在阴部、睾丸、小腹、后尿道、腰骶部、肛门、腹股沟、阴茎及龟头等部位。

（2）尿路症状：以尿频、尿不净、尿滴沥、尿痛、尿急、排尿困难、尿黄为多见。

（3）晨起或者大便时流出少许稀薄、乳白色、水样或者黏稠分泌物，或伴有遗精、早泄、性欲减退等功能下降等症状。

四、预防与治疗

1. 预防

（1）不要憋尿：憋尿会让膀胱过度充盈，压迫前列腺。冬天尤其不可憋夜尿。

（2）每天多饮水：通过排尿对尿道进行冲洗、促进前列腺分泌物排出，能预防前列腺感染。

（3）戒烟酒和辛辣食物：烟酒和辛辣食品均对前列腺和尿道有刺激作用，还可引起前列腺和膀胱颈充血、水肿。

（4）尽量不要久坐，避免长时间打麻将、玩扑克、看电视等，伏案工作者需注意每隔一段时间要起身活动活动筋骨。骑自行车等骑跨动作，会对前列腺造成压迫，导致前列腺充血，因此应避免长时间骑自行车、摩托车。

（5）局部保暖要到位，根据天气变化及时加衣，注意局部保暖，以保护前列腺。

（6）节制性生活：性生活频繁会使前列腺长期处于充血状态，以至引起前列腺增大。

（7）保持会阴部清洁：坚持清洗会阴部是预防前列腺炎的一个重要环节，每次同房都坚持冲洗外生殖器。

（8）调节生活：应尽量不饮酒，少吃辣椒、生姜等辛辣刺激性强的食品。大便秘结可能加重前列腺坠胀的症状，所以平时宜多进食蔬菜水果，减少便秘的发生，必要时用麻仁丸类润肠通便的药物帮助排大便。

2. 治疗

（1）在家中自我按摩前列腺。

（2）温水沐浴缓解肌肉与前列腺紧张。

（3）病情严重者及时到泌尿外科就诊。

前列腺增生

一、疾病简介

良性前列腺增生就是人们常说的前列腺肥大，前列腺增生会导致压迫膀胱颈部或尿道，引起下尿路梗阻。男性一般在 40 岁后开始发生前列腺增生的

病理改变，50 岁后出现相关临床症状，80 岁以上患病者达到 80％～100％。

二、与职业相关的病因

（1）年龄的增大。

（2）饮水量少。

（3）不注意自己的饮食习惯，经常吸烟、酗酒、频繁地性交、劳累、喜辛辣等刺激性食物等。

（4）前列腺炎未彻底治愈，或尿道炎，膀胱炎，精阜炎等，使前列腺组织充血而增生肥大。

（5）缺乏体育锻炼，动脉易于硬化，前列腺局部的血液循环不良。

三、常见症状

（1）尿频、尿急：尤其是夜尿次数增多。

（2）进行性排尿困难：起尿缓慢、排尿费力，尿线细小，排尿不尽等。

（3）疼痛、难以入眠、食欲缺乏、恶心、呕吐及贫血等症状。

（4）血尿：偶有大量出血。

四、预防与治疗

1. 预防

（1）保持清洁：男性的阴囊伸缩性大，容易藏污纳垢，局部细菌常会乘虚而入。需坚持清洗会阴部是预防前列腺炎的一个重要环节。

（2）防止受寒。秋冬季节天气寒冷，因此应该注意防寒保暖。预防感冒和上呼吸道感染的发生；不要久坐在凉石头上。

（3）按摩保健。可以在临睡以前做自我按摩,以达到保健的目的。操作如下：取仰卧位,左脚伸直,左手放在神阙穴（肚脐）上,用中指、食指、无名指 3 指旋转,同时再用右手 3

指放在会阴穴部旋转按摩,一共 100 次。完毕换手做同样动作。

（4）建立良好的饮食习惯和性生活习惯,应该在早晨起来空腹喝白开水,可以预防便秘。

（5）适当增加饮水量每日饮水量不可少于 1 500 ml。

2. 治疗

（1）轻者可以不用药物治疗,只需要在平时的生活中进行密切观察。

（2）急性期给予导尿术及药物治疗。

（3）及时到泌尿外科就诊。

不能吃的食物

（1）烟。香烟中的烟碱、焦油等有毒物质,可以毒害前列腺组织,影响前列腺的血液循环,也可以加重前列腺的充血。

（2）酒。酒是一种有血管扩张作用的饮品,酒精扩张血管引起脏器充血也是明显的。

（3）辛辣食品。辛辣刺激性食物会引起血管扩张和器官充血。

颈椎增生

一、疾病简介

颈椎增生是指颈椎间盘的退行性病变及骨质增生压迫颈部脊髓或颈神经根的疾病。骨科专家认为，工作时长时间伏案、低头打字，极容易引起颈肌疲劳，时间久了就会引起颈椎损伤，久而久之在椎体边缘出现血肿并逐渐骨化形成骨刺，造成食管周围炎症或水肿，进食时有异物感，其特点是吞咽困难时轻时重，胸骨后可有烧灼痛。

二、与职业相关的病因

（1）头颈部长期处于单一姿势位置：由于职业原因，工作时间长，长期从事头颈部朝一个方向旋转职业，造成颈后肌群、韧带等组织劳损，因而容易发病。

（2）长期户外工作，外界环境的风寒湿因素可以降低机体对疼痛的耐受力。风寒湿因素不仅是诱因，也可作为病因。

（3）饮食不规律、营养不均衡，缺钙增加了颈椎增生的风险。

三、常见症状

（1）颈型：颈部疼痛、酸胀及沉重不适感，颈部肌肉紧张、僵硬感,有压痛。

(2)神经根型:压迫神经,可致手部活动不灵便。主要表现为引起颈枕部或颈肩部一阵一阵或持续不断地隐痛、剧痛或麻木。此外,还可出现上肢发沉、酸痛无力、握力减退、持物坠落等观象,甚至连笔也握不住,手拿其他东西也感到困难。

(3)椎动脉型:椎动脉受压,椎-基动脉系供血紊乱,导致大脑供血供氧不足。头痛、眩晕、记忆力减退,头转一侧,头晕加重,严重者出现恶心、呕吐伴脑梗死或脑萎缩。

(4)脊髓型:大多数以慢性进行性四肢瘫痪为特征,下肢症状出现早,而且较重,主要表现为缓慢进行性的双下肢麻木、发冷、疼痛、僵硬发抖、步态不稳、笨拙及无力等。

(5)交感神经型:表现为头晕、偏正头痛、枕部疼痛、眼睑下垂、视物模糊、瞳孔散大或缩小甚至失明。眼窝肿痛、心跳加快、心动徐缓、心前区疼痛、肢体发冷及肢体、头颈、面部、发麻疼痛。

(6)食管型:由于颈椎前缘增生的骨质压迫了食管后壁所致。此型较少见。诊断要点:

① 中年以上年龄;

② 患者有咽喉不适、异物感、吞咽困难等症;

③ X线片显示有椎体前缘骨质增生。

四、预防与治疗

1. 预防

(1)经常做颈部锻炼,矫正不良姿势,以预防为主。锻炼最好在晨起和长期时间的低头工作后进行。

（2）注意睡觉姿势，以平卧最佳；侧卧或趴着睡，把胳膊压在头下，都会增加颈椎负担。

（3）睡觉时枕头要合适，在不影响睡眠习惯的情况下，尽量将枕头放低，并将颈部垫起，不要"高枕无忧"，枕头的适宜高度为 6~10 cm；枕芯填充物可选择荞麦壳、蒲绒、绿豆壳等。

不正确挑选合适您的枕头，有害健康睡眠

正确挑选合适您的枕头，健康睡眠第一步

仰睡的时候，颈椎弧度不正确，引致颈肩疲累

仰睡的时候，颈椎保持正确弧度

（4）防止颈部受风着凉。户外工作需要做好颈部的保暖防护；室内工作注意空调不能对着脖子吹，可以在办公室准备一件带领的外套。尽量防止颈部外伤，消除颈部慢性劳损的诱因。

（5）注意营养的均衡摄入，尤其是钙质的摄入。

2. 治疗

（1）要早期发现，早期诊断，妥善治疗，防止由轻型演变为重型。可及时于骨科、中医科、康复科等就诊。

（2）推荐一组颈椎增生的自我疗法：

① 一是先活动上肢,顺序是:先前后摆动甩手,之后前后旋转,再做上举,先低后高,先轻后重,先慢后快,以不痛为度,每日早晚各一次,每次 30~50;

② 二是进行头、颈部活动,顺序是:先前后 10 次,顺时针转动 10 次,逆时针转动 10 次,再左右各摆动 10 次,左右旋转各 10 次,再用双手从头顶部由上而下慢慢按摩数次即可结束,每早一次;

③ 活动头、颈部时最好闭目以防头晕。一般 3 个月左右即可见效。

腰椎间盘突出症

一、疾病简介

腰椎间盘突出症是腰椎间盘各部分(髓核、纤维环及软骨板)在不同程度退行病变后,又在外界因素作用下,致使纤维环破裂,髓核从破裂处突出,突出物刺激或压迫神经组织,从而使腰腿产生一系列疼痛、麻木、酸胀等临床症状。它是临床上常见的腰部疾病之一。本病多发于 20～40 岁间,而且男性多余女性。其发病史与性别、年龄、职业特点、外伤史及受寒凉史多有关联。

正常椎间盘

椎间盘退化

椎间盘突出

椎间盘脱出

椎间盘高度减少

椎间盘退化伴钙化

椎间盘常见病变

二、与职业相关的病因

(1) 身高:男性超过 1.8 m,女性超过 1.7 m 及肥胖时,腰椎间盘突出的发病率增加。

(2) 职业因素:长期站立、长期负重、长期坐办公室伏案工作、司机、从事长期弯腰劳动者。

(3) 急性损伤:外伤可诱发椎间隙压力突然升高,可致髓核突出。常见的诱发因素有增加腹压、腰姿不正、突然负重、妊娠、受寒和受潮等。

（4）疾病：有些疾病会导致动脉粥样硬化加剧，影响腰椎间盘而导致椎间盘退变，最常见的如糖尿病。

坐骨神经之区域分布

三、常见症状

（1）腰痛和一侧下肢放射痛：

① 放射痛沿坐骨神经传导，直达小腿外侧、足背或足趾；

② 咳嗽、喷嚏和排便等都可加重腰痛和放射痛；

③ 活动时疼痛加剧，休息后减轻。

（2）脊柱活动受限，腰肌呈保护性紧张。

（3）抬腿受限，并感到向小腿或足的放射痛。

四、预防与治疗

1. 预防

（1）保持良好的生活习惯，防止腰腿受凉，防止过度劳累。

（2）纠正坐姿：有靠背的椅子可以承担躯体的部分重力，使腰背肌肉处于相对松弛的状态，不加重腰椎周围韧带的负担，可减少劳损机会；坐椅子时，应注意尽量将腰背部贴紧椅背，工作时，应将椅子尽量拉向桌子，缩短桌椅间的距离；腰部靠有 3～5 cm 厚的依托物，使椎间盘内压力进一步降低。

（3）纠正睡姿：睡姿应使头颈保持自然仰伸位，最好平卧于木板床。仰卧位起床时,先采取侧卧位,然后在双上肢的支撑下使躯干离开床面。

（4）长时间站立工作者,应适当使双臂上伸和做蹲体动作,这样可使腰部骨关节及肌肉得到调节,消除疲劳,延长腰肌耐力。

（5）经常需要长期站立者应学会"站立平腰保护法",可以调节脊柱负重线,达到消除疼痛和疲劳的目的,即:轻轻收缩臀肌,双膝微弯,此时骨盆即转向前方,腹肌内收,腰椎生理前凸变平。

（6）提重物时不要弯腰,应该先蹲下拿到重物,然后慢慢起身,尽量做到不弯腰。

2. 治疗

腰椎间盘突出症急性发作时,立即卧于硬板床上,以解除体重、肌肉和外来负荷对椎间盘的压力,卧床的体位不受限制,但不得坐起和站立,然后转送骨科接受治疗。

医疗体操应对"腰突"

（1）"双桥"练习:仰卧,双腿屈曲,双脚平放床上,腰部用力使身体离开床面。尽量弓起身体,保持平衡。保持30 s为1次。10次/组,2~3组/日。

（2）"背飞"练习:俯卧床上,手背后,双腿并拢,腰部用力,使头及腿同时远离床面。于最用力位置保持至力竭为1次,5~10次/组,2~3组/日。此练习主要锻炼腰背肌肌力。

（3）屈腿仰卧起坐：仰卧位，双腿屈髋屈膝，双脚平踩于床面，上身抬起，使肩胛骨离开床面。上身抬起不可过高，以免增加腰椎负荷。保持至力竭为一次，间歇 5 s。5～10 次/组，2～3 组/日。此练习主要锻炼腹直肌和腹外斜肌。

（4）"空中自行车"练习：平卧，双腿抬起，在空中模拟骑自行车动作，动作要缓慢而用力。一般练习 20～30 次/组，2～4 组/日。此练习主要锻炼腹肌及腰部的控制能力，同时可有效提高整个下肢的力量。

（5）俯卧 4 点支撑：俯卧于床上，双臂屈曲于胸前，用双肘部及双脚尖将身体支撑抬起，至身体成一直线。保持 10～30 s 为 1 次，间歇 5 s。5～10 次/组。2～3 组/日。

缺铁性贫血

一、疾病简介

正常人每日造血需要 20～25 mg 的铁，人体的铁主要来源于食物。缺铁性贫血是指由于体内贮存铁消耗殆尽、不能满足正常红细胞生成需要而发生的贫血。

正常人的血红细胞　　贫血患者的血红细胞

二、与职业相关的病因

（1）饮食不规律、营养不均衡、偏食造成铁摄入不足。

（2）胃肠道功能紊乱可导致机体对铁吸收障碍。过度劳累、情绪紧张、生活和工作上的压力过大等均可干扰高级神经的正常活动，造成脑-肠轴的紊乱，进而引起胃肠道功能障碍。

三、常见症状

（1）贫血症状：头晕、头痛、乏力、易倦、心悸、活动后气短、眼花、耳鸣。

（2）缺铁症状：口角炎、舌乳突萎缩、舌炎，严重的缺铁可有匙状指甲（反甲），食欲缺乏、恶心及便秘。

（3）异食癖是缺铁的特殊表现，患者常控制不住地仅进食一种"食物"，如冰块、黏土、淀粉等，铁剂治疗后可消失。

四、预防与治疗

1. 预防

（1）采用铁质炊具，对预防缺铁性贫血有益处。

（2）纠正不良的饮食行为，改变对长期偏食和素食的习惯。

（3）缺铁性贫血的饮食适宜的饮食：

① 高蛋白饮食：蛋白质是合成血红蛋白的原料，每日以80 g为宜，可选用动物肝脏、瘦肉类、蛋、奶及豆制品等优质蛋白质食物；

② 进食含铁丰富的食物：动物内脏、墨鱼、海蜇、虾米、蛋黄；芝麻、海带、黑木耳、紫菜、发菜、香菇、黄豆、黑豆、腐竹、红腐乳、芹菜、荠菜、大枣、葵花子、核桃仁等植物性食品；

③ 富含维生素的食物，特别是B族维生素和维生素C对防治贫血有很好效果。

（4）缺铁性贫血不适宜的饮食：

① 忌饮茶，尤其是忌饮浓茶，因茶中鞣酸可阻止铁的吸收。

② 适量脂肪摄入，每日50 g为宜。脂肪摄入过多会使消化吸收功能降低及抑制造血功能。

2. 治疗

（1）应尽可能地去除导致缺铁的病因，及时就诊于血液内科，查明病因。

（2）对于容易发生缺铁性贫血的人员给予预防性铁剂治疗。

缺铁自测：

以下数种表现，只要您符合3种，就可视为缺铁。

（1）皮肤、黏膜、指甲、口唇等苍白或苍黄。

（2）头发干枯、易落。

（3）稍一运动就感到心悸、气短。

（4）经常头晕、头痛、耳鸣、眼花、注意力不集中。

（5）嗜睡，且睡眠质量不好。

（6）食欲减退、食不知味，厌食、偏食，甚至异食症。

（7）对于生育期妇女来说，经期时间短，一般少于3天，量少、色淡。

半月板损伤

一、疾病简介

半月板位置

半月板损伤

膝关节半月板损伤是膝关节的常见疾患，半月板位于胫骨关节面上。日常生活中，膝关节进行伸屈、旋转活动时，半月板也出现相应的运动，膝关节由屈曲至伸直运动同时伴有旋转时，最易产生半月板损伤。半月板因长期磨损或急性损伤而一旦破裂后，即部分或完全丧失了其原有的功能，甚至在关节内形成干扰，影响膝关节的正常运动。

二、与职业相关的病因

（1）户外高强度的活动，下肢负重大、突发性过度内旋伸膝或外旋伸膝会引起损伤及撕裂。

（2）指挥交通时，身体旋转力度过大。

（3）长期站立姿势，半月板负重大。

三、常见症状

（1）压痛：沿膝关节的内、外侧间隙或半月板周围有局限性压痛。

膝关节交锁

（2）关节暂时性交锁：在行走、下蹲等活动中，膝关节屈伸突然受限，像被卡住一样不能活动，并伴有明显的疼痛。

（3）关节肿胀。

（4）股四头肌萎缩。

（5）打软腿。

四、预防与治疗

1. 预防

（1）锻炼股四头肌，有利于保持关节稳定：脚脖上挂一定重量的沙袋，平卧床上，伸直下肢，用力将膝盖骨（髌骨）向上提，然后放松，反复用力，或将下肢伸直抬起，放下，反复进行。

（2）为了预防半月板损伤，运动前要充分做好准备活动，将膝关节周围的肌肉韧带充分活动开。

（3）不要在疲劳状态下进行剧烈运动，以免因反应迟钝、活动协调性差而引起半月板损伤。

（4）饮食：少食油腻、高脂肪食物，多食蔬菜水果，少食细粮，多食粗粮。软组织未治愈前饮食忌吃鸡、鲤鱼、酸笋、牛肉、姜等。

左前降支闭塞造成
前间壁心肌梗死

2. 治疗

（1）急性期立即停止活动、膝关节局部冷敷止血，送急诊对症治疗：如关节有明显积液（或积血），应在严格无菌操作下抽出积液；如关节有"交锁"症状，应用手法解除"交锁"症状。

（2）在石膏固定期间和去除石膏固定后，都要积极锻炼股四头肌，以防肌肉萎缩。

半月板防护主要是针对超出日常活动强度时候需要注意的问题，防护方法通常是采取两种方式：一是降低运动强度；二是使用有保护半月板功能的运动护具。运动过程中先热身，充分热身后对一些强度稍高的运动应该采取循序渐进的原则就行。对于半月板已经受损的情况，防护方法为使用有专门保护半月板功能的运动护具，日常多一些针对膝关节周围肌肉组织的锻炼

急性心肌梗死

一、疾病简介

急性心肌梗死(心梗)为冠心病严重类型。由于冠状动脉急性闭塞,使部分心肌因严重持久地缺血而发生局部坏死,临床上有剧烈而持久地胸骨后疼痛,即心绞痛。由于病情变化快、并发症多、病死率高。

二、与职业相关的病因

长期工作压力大,过度劳累等诱发因素

三、常见症状

(1)心前区疼痛为最先出现症状,多发生于清晨,疼痛部位和性质与心绞痛相同。但程度重,持续时间长,休息或硝酸甘油无效,可伴濒死感,少数人一开始就发生休克或急性心衰。

(2)全身症状,发热、心动过速、白细胞计数增高和血沉增快等。发热多在疼痛发生后24～48 h后出现,体温多在38℃左右。

(3)胃肠道症状:恶心,呕吐和上腹胀痛,重症者有呃逆。

四、预防与治疗

1. 预防

(1)健康指导:

① 戒烟,保持口腔卫生。

② 饮食原则是：低脂、低盐、易消化半流饮食。少量多餐，禁忌烟酒和其他辛辣刺激性的食物。少食动物脂肪和含胆固醇较高的食物，以进食植物油为主，每天 25 g 左右。宜：少食多餐，以清淡、容易消化、富含维生素及蛋白质的食物为主。多吃新鲜蔬菜、瓜果、瘦肉、鱼类、豆制品等。忌：吃肥肉、动物脂肪、动物内脏、蛋黄、海鲜等，少吃甜食。不食过咸食物，不喝咖啡、浓茶。忌暴饮暴食。

③ 鼓励患者适当锻炼，每日根据自身的实际情况进行相应的活动，以不出现心悸、气短、乏力等症状为宜。

（2）日常生活指导：

① 绝对不搬、抬过重的物品，因搬、抬重物时需要弯腰屏气，容易诱发疾病的发作；

② 保持心境平和，愉快生活，不宜激动；

③ 不要在饱餐或饥饿的情况下洗澡，水温最好与体温相当；

④ 告知患者要注意气候变化；

⑤ 告知患者识别心肌梗死的先兆症状，如患者出现病情加重，应及时来医院就诊；

⑥ 告知患者定期进行心电图、血糖、血脂的检查的重要性，坚持服药；

⑦ 保持大便通畅，如有便秘者，予以缓泻剂。

2. 治疗

（1）患者发病初期要卧床 3 天，以降低心肌氧耗量，要协助患者进食和生活护理。

（2）供氧可用鼻导管或面罩，一般流量为 2～4 L/min。

（3）遵医嘱用药，做好监测血压、动脉血氧饱和度，严密观察心电图的变化,发现心律失常和 ST - T 的变化时,应及时通知医生进行处理。

（4）必要时给予置入冠脉支架。

气　胸

一、疾病简介

气体进入胸膜腔,造成积气状态,称为气胸。可以自发地发生,也可由于疾病、外伤等引起。气体通过胸壁、横膈、纵隔或脏层胸膜进入胸膜腔。

气胸的形成

衰竭的肺　　正常的肺

胸腔创伤　　正常的胸膜腔

进入气体的胸膜腔

二、与职业相关的病因

（1）执勤时需要长时间连续吹哨子指挥交通,过于用力或过于频繁,会诱发自发性气胸,俗称把肺吹破了。

（2）剧烈运动,提重物或上臂高举,举重运动等是气胸的诱发因素。

（3）呼吸道感染期间,剧烈咳嗽会导致气胸发生。

（4）排便习惯不良导致便秘,用力解大便时,肺泡内压力升高引起气胸。

（5）外伤气胸：常见各种胸部外伤,包括锐器刺伤及枪弹穿透伤肋骨,导致骨折端错位刺伤肺导致气胸。

三、常见症状

（1）突发性胸痛,常为针刺样或刀割样,持续时间很短暂。

（2）继之有胸闷和呼吸困难,并可有刺激性咳嗽,痰少。

（3）若积气量较大者或原来已有广泛肺部疾患,患者常不能平卧。

（4）表情紧张、常挣扎坐起,烦躁不安、冷汗。

（5）严重者常呈现脉搏细弱而快,血压下降、皮肤湿冷等休克状态,甚至出现意识不清、昏迷,若不及时抢救,往往引起死亡。

四、预防与治疗

1. 预防

（1）积极治疗肺部疾病,避免剧烈咳嗽,有咳嗽者需要注意止咳治疗。

（2）戒烟,吸烟可能会加重肺气肿、肺大疱,诱发气胸发生

（3）瘦高体型的男性需要注意避免剧烈活动,例如突发性扭转身体、提重物、上臂高举、举重运动等。

（4）饮食：进食蔬菜，水果等易消化食物，避免便秘的发生。

（5）进行有助于肺部功能的运动，如游泳、慢跑、自行车、登山等。

2. 治疗

（1）若不及时抢救可迅速死亡，需立即拨打"120"急救电话。

（2）立即让患者取半坐半卧位，不要过多移动，有条件的吸氧。家属和周围人员保持镇静。

气胸患者的呼吸锻炼

学会平静的腹式呼吸：

（1）坐于舒适的位置，思想集中，放松紧张的呼吸肌，一手按上腹部。

（2）呼吸从呼气开始，呼气时腹部下陷。再用手轻轻地按压上腹部以增加腹压，帮助横膈上抬，在吸气时，上腹部对抗该手所施加的压力而徐徐隆起。

（3）呼气时将嘴唇收缩成吹笛状，使气体通过缩窄的口形慢慢吹出，这样可使气道内的压力提高约5厘米水柱，避免了细支气管的过早闭塞。

参考文献

1. 葛均波,徐永健.内科学(第八版)[M].北京:人民卫生出版社,2013.

2. 陈孝平,汪建平.外科学(第八版)[M].北京:人民卫生出版社,2013.

3. 李兰娟,任红.传染病学(第八版)[M].北京:人民卫生出版社,2013.

4. 赵堪兴,杨培增.眼科学(第八版)[M].北京:人民卫生出版社,2013.

5. 中国内分泌相关专家小组.中国糖尿病防控专家共识[J].中华预防医学杂志.2017,51(1):12.

6. 中华医学会心血管病学分会(Chinese Society of Cardiology)高血压学组.限盐管理控制高血压中国专家指导意见[J].中华高血压杂志.2015,23(11):1028-1034.

7. 中华医学会神经病学分会脑血管病学组中华医学会神经病学分会.2015中国脑血管病一级预防指南[J].中华神经科杂志,2015,48(8):629-643.

8. 中华医学会心血管病学分会预防学组中国康复医学会心血管病专业委员会.冠心病患者运动治疗中国专家共识[J].中华心血管病杂志,2015,43(07):575-588.

9. 中华人民共和国国家卫生和计划生育委员会.中国临床戒

烟指南(2015 年版)[OL]. 中华人民共和国国家卫生和计划生育委员会官网.

10. 中华医学会心血管病学分会 . 2014 成人感染性心内膜炎预防、诊断和治疗专家共识[J]. 中华心血管杂志 . 2014,42（10）：806 - 816.

11. 中国高血压联盟,国家心血管病中心,中国医师协会高血压专业委员会,等 . 2014 年中国高血压患者教育指南[J]. 中国循环杂志 . 2014,29(z2)：131 - 140.

12. 2014 年中国胆固醇教育计划血脂异常防治建议专家组,血脂与动脉粥样硬化循证工作组,中华医学会心血管病学分会流行病学组,等 . 2014 年中国胆固醇教育计划血脂异常防治专家建议[J]. 中华心血管病杂志 . 2014,42(8)：633 - 636

13. 中华医学会呼吸病学分会哮喘学组. 支气管哮喘防治指南（2016 年版）[J]. 中华结核和呼吸杂志 . 2016,39（9）：1 - 24.

14. 中华医学会呼吸病学分会. 中国成人社区获得性肺炎诊断和治疗指南（2016 年版）[J]. 中华结核和呼吸杂志 . 2016.39（4）：1 - 27.

15. 中华人民共和国国家卫生和计划生育委员会. 中国原发性肺癌诊疗规范（2015 年版）[J]. 中华肿瘤杂志,2015,37(1)：67 - 78.

16. 中华消化杂志编辑委员会. 消化性溃疡诊断与治疗规范（2016 年）[J]. 中华消化杂志,2016,36(08)：508 - 513.

17. 中华医学会消化病学分会胃肠动力学组,中华医学会消化病学分会胃肠功能性疾病协作组. 中国功能性消化不良专家共识意见（2015 年）[J].中华消化杂志,2016,36(04)：217-229.

18. 中国医师协会肛肠分会.便秘外科诊治指南（2017）[J].中华胃肠外科杂志.2017,20(3)：241-246.

19. 中国医师协会急诊医师分会.中国急性胃黏膜病变急诊专家共识[J].中国急救医学.2015,35(9)：769-775.

20. 中华医学会眼科学分会.干眼临床诊疗专家共识（2013 年）[J].中华眼科杂志,2013,49(1)：73-75.

21. 中国老年学学会骨质疏松委员会.运动防治骨质疏松专家共识[J].中国骨质疏松杂志.2015,21(11)：1291-1302.